essentials

Essentials liefern aktuelles Wissen in konzentrierter Form. Die Essenz dessen, worauf es als „State-of-the-Art" in der gegenwärtigen Fachdiskussion oder in der Praxis ankommt. *Essentials* informieren schnell, unkompliziert und verständlich

- als Einführung in ein aktuelles Thema aus Ihrem Fachgebiet
- als Einstieg in ein für Sie noch unbekanntes Themenfeld
- als Einblick, um zum Thema mitreden zu können

Die Bücher in elektronischer und gedruckter Form bringen das Fachwissen von Springerautor*innen kompakt zur Darstellung. Sie sind besonders für die Nutzung als eBook auf Tablet-PCs, eBook-Readern und Smartphones geeignet. *Essentials* sind Wissensbausteine aus den Wirtschafts-, Sozial- und Geisteswissenschaften, aus Technik und Naturwissenschaften sowie aus Medizin, Psychologie und Gesundheitsberufen. Von renommierten Autor*innen aller Springer-Verlagsmarken.

Maya Stagge · Sarah Röttger
Vanessa Hellwig

Altersbilder und Pflegenotstand

Anregungen zur Selbstreflexion für Pflegende

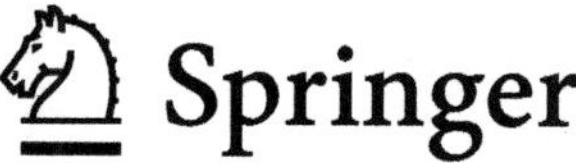

Maya Stagge
Innovationszentrum Pflege und
Gerontologie (IPG)
IU Internationale Hochschule
Frankfurt, Deutschland

Sarah Röttger
Hannover, Deutschland

Vanessa Hellwig
Hannover, Deutschland

ISSN 2197-6708   ISSN 2197-6716   (electronic)
essentials
ISBN 978-3-662-72909-0   ISBN 978-3-662-72910-6   (eBook)
https://doi.org/10.1007/978-3-662-72910-6

Die Deutsche Nationalbibliothek verzeichnet diese Publikation in der DeutschenNationalbibliografie; detaillierte bibliografische Daten sind im Internet über https://portal.dnb.de abrufbar.

Was Sie in diesem *essential* finden können

- Eine Veranschaulichung der Bedeutung von Altersbildern im Gesundheitswesen auf die Gesundheit älterer Menschen.
- Aktuelle Forschungsergebnisse dazu, wie der öffentliche Diskurs um den Pflegenotstand in den Medien beschaffen ist.
- Anregungen zur Selbstreflexion hinsichtlich des gesellschaftlichen Bildes von Pflegenden und hinsichtlich des eigenen Handelns im Umgang mit älteren Menschen.

Vorwort

Das Innovationszentrum Pflege und Gerontologie (IPG) an der IU Internationale Hochschule steht für ein transdisziplinäres und unabhängiges Forschungsnetzwerk, das sich der innovativen, praxisorientierten und evidenzbasierten Forschung in den Bereichen Pflege und Gerontologie widmet. Das IPG fördert die Verbindung von Wissenschaft und Praxis, um nachhaltige Verbesserungen in der pflegerischen Versorgung und den Umgang mit dem Alter und Altern zu erzielen.

Das IPG bietet mit diesen *essentials* Studierenden der IU eine Plattform zur Präsentation ihrer Bachelor- bzw. Masterarbeiten. Dafür wählen wir Arbeiten aus, die sich besonders durch die Verknüpfung von Theorie und Praxis sowie einen hohen Innovationsgrad auszeichnen. Damit wollen wir den wissenschaftlichen Diskurs und den Austausch mit der Praxis fördern sowie die Akademisierung in Pflege und Gerontologie vorantreiben.

Wir bedanken uns bei den Beteiligten für ihre Beiträge und ihr Engagement. Wenn Sie weitere Informationen zu den Beiträgen wünschen, können Sie sich gerne an uns wenden. Wir freuen uns auf den daran anknüpfenden Dialog.

Mail: ipg@iu.org

Homepage: www.iu.de/forschung/projekte/ipg/

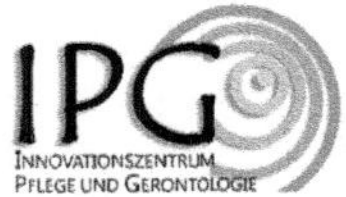

Patrick Fehling
Melissa Henne
Abdulillah Polat
Katharina Rädel-Ablass
Marion Roddewig
Klaus Schliz
Maya Stagge

Interessenkonflikt Die Autor*innen haben keine für den Inhalt dieses Manuskripts relevanten Interessenkonflikte.

Einleitung

Dieses *essential* beschäftigt sich mit zwei Themen, welche Einflüsse auf die Versorgung älterer Menschen in den Blick nehmen. Dies ist aufgrund des demografischen Wandels und dem damit einhergehenden sogenannten Pflegenotstand von hoher Aktualität.

Der Beitrag über Altersbilder im Gesundheitswesen (Röttger & Stagge) stellt dar, welche Auswirkungen diese auf die Versorgung älterer Menschen haben und gibt damit kritische Einblicke in die Versorgungspraxis von Pflegekräften.

Der zweite Beitrag (Hellwig & Stagge), welcher sich mit dem öffentlich geführten Diskurs über den Pflegenotstand beschäftigt, erhellt, wie über das Berufsfeld der Pflege, insbesondere im Kontext älterer Menschen, gesprochen wird und zeigt auf, wie Medien als Multiplikator für Reformen genutzt werden können.

Um die Versorgung älterer Menschen nachhaltig zu verbessern, müssen sich Pflegekräfte der Mechanismen bewusst sein, welche sowohl durch Altersbilder initiiert werden als auch durch mediale Diskussionen.

Damit richtet sich dieses *essential* zum einen an Pflegekräfte in der Praxis und eröffnet neue Perspektiven kritischer Reflektion des eigenen Handelns und des Berufsfeldes, aber adressiert zum Anderen auch berufspolitisch aktive Pflegende sowie Pflegewissenschaftler:innen, indem die Notwendigkeit politischer Advocacy-Strategien hinsichtlich der Außendarstellung pflegerischer Tätigkeiten und umfassender Schulungskonzepte zur Förderung positiver und heterogener Altersbilder hervorgehoben werden.

Inhaltsverzeichnis

Über die Autorin

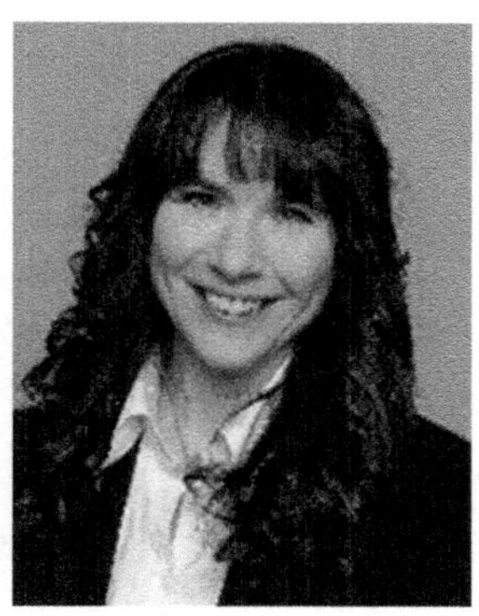

Prof. Dr. Maya Stagge ist Professorin für Gerontologie an der IU Internationalen Hochschule. Davor war sie u. a. als wissenschaftliche Mitarbeiterin am Zentrum für Pflegeforschung und Beratung (ZePB) der Hochschule Bremen tätig und leitete eine Altenpflegeschule.

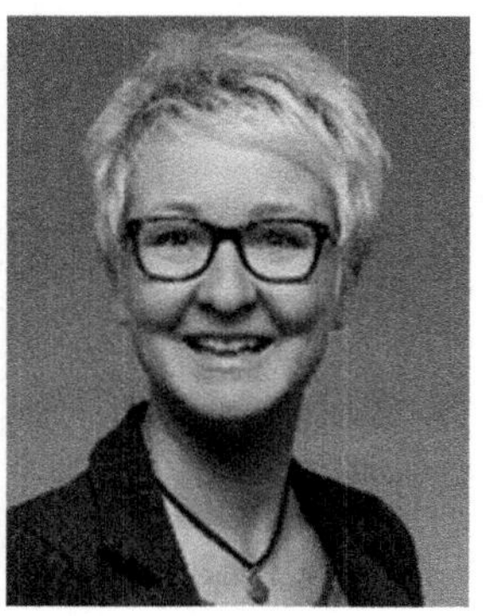

Sarah Röttger B.A. ist gelernte Physiotherapeutin und Fachphysiotherapeutin für Demenz. Parallel zu ihrer beruflichen Tätigkeit in einer Pflegeeinrichtung hat sie das Bachelorstudium Gerontologie abgeschlossen. Aktuell leitet sie den Sozialen Dienst in einer Senioren-Residenz.

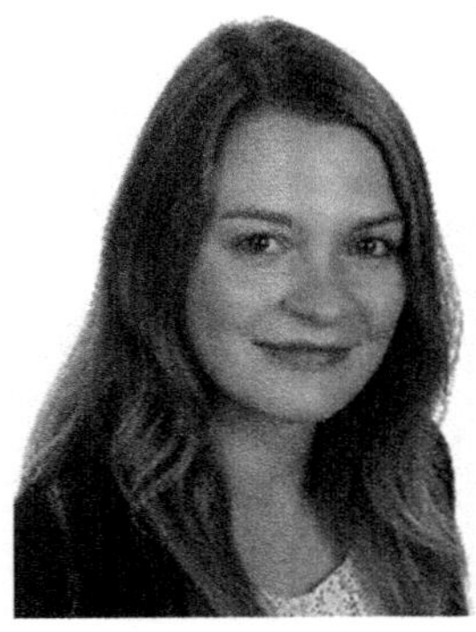

Vanessa Hellwig B.A. hat einen Masterabschluss in Germanistik und arbeitete zunächst als Redakteurin im Onlinejournalismus. Nach einer Weiterbildung zur Betreuungskraft für Senior:innen absolvierte sie parallel zu ihrer Tätigkeit im Altenheim ein Studium der Gerontologie. Seit ihrem Bachelorabschluss ist sie als rechtliche Betreuerin für einen Betreuungsverein tätig.

Die Bedeutung von Altersbildern im Gesundheitssystem für die Gesundheit älterer Menschen

1.1 Einleitung

Wie Menschen altern und wie sie ihr Alter erleben, ist unterschiedlich (Fuchs et al. 2023, S. 66). Die Mehrheit der älteren Menschen nimmt jedoch aktiv am gesellschaftlichen Leben teil, fast 80 % der Menschen über 65 sind mit ihrem Leben zufrieden oder sehr zufrieden (Gaertner et al. 2023, S. 7). Trotzdem finden sich häufig negative Bilder in Hinblick auf ältere Menschen. Im Zusammenhang mit dem demografischen Wandel fallen Begriffe wie „demografische Zeitbombe" oder „grauer Tsunami" (Chrisler et al. 2016, S. 87). Eine längere Lebenserwartung wird nicht positiv, sondern als Belastung gesehen. Dieser Widerspruch wird als „agestereotype Paradox" bezeichnet (Levy 2017, S. 119). Ältere Menschen werden oft als krank, pflegebedürftig, einsam oder depressiv beschrieben (Kessler und Warner 2023, S. 52–55). Dabei entsprechen diese defizitorientierten Vorstellungen nicht der Lebensrealität, sondern entspringen stereotypen Altersbildern und Vorurteilen gegenüber älteren Menschen (Bundesministerium für Familie, Senioren, Frauen und Jugend [BMFSFJ] 2010, S. 19).

Mit dem Alter steigt die Wahrscheinlichkeit, zu erkranken und so in Kontakt mit dem Gesundheitssystem zu kommen (Saß et al. 2009, S. 31–32). Treten auch hier negative Altersbilder auf, kann dies zu Diskriminierung in der Gesundheitsversorgung führen (BMFSFJ 2010, S. 161–162). Altersdiskriminierung im Gesundheitssystem ist durch zahlreiche Studien belegt (Bartig et al. 2021, S. 51; Beyer et al. 2017, S. 337; Wyman et al. 2018, S. 194–195). Häufig wird dabei auf die Altersbilder von Beschäftigten als mögliche Ursache verwiesen. Denn Menschen im Gesundheitssystem sind besonders gefährdet, negative Altersbilder zu entwickeln (Kearney et al. 2000, S. 600). Inwiefern Altersbilder tatsächlich für

M. Stagge et al., *Altersbilder und Pflegenotstand*, essentials, https://doi.org/10.1007/978-3-662-72910-6_1

Diskriminierungen verantwortlich sind, ist aber nicht immer klar ersichtlich, denn in vielen Studien werden die meist negativen Folgen von Altersdiskriminierung untersucht, die Altersbilder selbst aber nicht. Diese Bachelorarbeit untersucht deshalb die Altersbilder von Tätigen im Gesundheitssystem und ihre Bedeutung für die Gesundheit älterer Menschen.

1.2   Hintergrund

Altersbilder sind individuelle und gesellschaftliche Vorstellungen von Alter, Altern und älteren Menschen (BMFSFJ 2010, S. 27–28). Altersbilder sind nie nur einseitig positiv oder negativ, es gibt eine Vielzahl von Vorstellungen, die parallel existieren. Sie treten als kollektive Vorstellungen ebenso auf wie in der persönlichen Interaktion. Vorstellungen und Wissen über das Alter(n) finden sich in Form von Fremd- und Selbstbildern als Stereotype wieder und beeinflussen, wie mit älteren Menschen umgegangen wird (Kühnert und Ignatzi 2019, S. 64). Zwischen individuellen und kollektiven Altersbildern besteht eine Wechselwirkung. Altersbilder sind nie statisch, sondern jederzeit veränderbar, sie beeinflussen sich gegenseitig und haben großen Einfluss auf jeden Menschen. Denn Altersbilder sind nicht nur einfach Vorstellungen vom Alter(n), sie haben einen entscheidenden Einfluss darauf, wie Menschen ältere Menschen wahrnehmen und wie sie ihr eigenes Alter(n) erleben (Beyer et al. 2017, S. 330).

Stereotype sind verallgemeinernde Gedanken und übertriebene Einstellungen gegenüber einer Gruppe von Menschen (Myers und DeWall 2023, S. 589). Sie haben zunächst keinen Einfluss, können aber zu Gefühlen gegenüber dieser Gruppe führen. Palmore (1999, S. 19) beschreibt Stereotype als den kognitiven Teil der Altersbilder, Einstellungen und Gefühle als affektiven Teil. Zwischen beiden Teilen besteht eine Wechselwirkung. Stereotype Vorstellungen und Gefühle können zu Vorurteilen führen. Zeigen sich diese im Verhalten, wird von Diskriminierung gesprochen (Myers und DeWall 2023, S. 588–589). Diskriminierung kann auf zwischenmenschlicher oder institutioneller Ebene auftreten oder sich in Form von negativen Selbstbildern äußern (Weltgesundheitsorganisation [WHO] 2021, S. 2–3). Negative Altersbilder und stereotype Vorstellungen von älteren Menschen sind die Hauptursache für Altersdiskriminierung (Beyer et al. 2017, S. 341).

Menschen teilen andere Menschen in Fremd- und Eigengruppen ein (Myers und DeWall 2023, S. 594). Die Zuordnung von Menschen erfolgt dabei häufig anhand des Alters (WHO 2021, S. 2–3). Ältere Menschen werden der Gruppe zugeordnet, deren Mitglieder als besonders warmherzig, aber wenig kompetent gelten (Fiske et al. 2002, S. 878–881). Auch Äußerlichkeiten spielen dabei eine Rolle. Ältere

Menschen werden oft als nicht mehr attraktiv angesehen. Dabei kann ein Halo-Effekt entstehen, also die Gesamtbeurteilung einer Person durch ein einzelnes auffälliges Merkmal unbewusst verzerrt werden. In diesem Falle werden dem unattraktiven Aussehen auch negative Charaktereigenschaften zugeordnet (Palmore 2003, S. 419). Unbewusst beeinflusst dies den Kontakt zu älteren Menschen. Der Kontakt zwischen den Generationen beeinflusst laut Cooney et al. (2021, S. 32) wiederum die Altersbilder. Haben jüngere regelmäßig Austausch mit älteren Menschen, entwickeln sich ihre Altersbilder positiver. Zudem spielt das Wissen über das Alter eine wichtige Rolle. Haben Menschen weniger Kontakt zu Älteren, erfahren sie weniger über das Leben im Alter. Das in der Einleitung beschriebene age-stereotype Paradox verstärkt sich so zunehmend (Levy 2017, S. 119).

Erleben Menschen stereotype Altersbilder, können diese zu Selbstbildern werden (Levy 2009, S. 332). Altersselbstbilder haben psychologische, physiologische und verhaltensbezogene Wirkungen und beeinflussen so die Gesundheit (Wurm 2020, S. 32). Die verhaltensbezogenen Auswirkungen zeigen sich im Gesundheitsverhalten (Levy und Myers 2004, S. 629). Ältere Menschen, die das Alter verlustorientiert betrachten, treiben weniger Sport und verhalten sich weniger gesundheitsbewusst (Wangler und Jansky 2023). Die psychologische Wirkung zeigt sich in der Kontrollüberzeugung (Wurm 2020, S. 33–34). Nehmen Menschen Krankheiten als Alterserscheinungen wahr, entsteht der Eindruck, dass sie keine Kontrolle darüber haben, was wiederum Einfluss auf ihr Gesundheitsverhalten hat. Altersbilder zeigen zudem direkte physiologische Wirkungen, indem sie z. B. das Risiko für kardiovaskuläre Krankheiten erhöhen (Levy et al. 2000, S. 211; Levy et al. 2009, S. 297). Bei älteren Menschen mit positivem Altersbild hingegen ist die Wahrscheinlichkeit deutlich höher, dass sie sich vollständig von einer schweren Krankheit erholen (Levy et al. 2012, S. 1973; Schroyen et al. 2020, S. 2287). Altersbilder haben also nicht nur Einfluss auf die Gesundheit, sondern auch auf die Lebenszeit. Laut Levy et al. (2002, S. 265–266) leben Menschen mit positiven Altersbildern im Schnitt 7,6 Jahre länger als Menschen mit negativen Altersbildern. Alters(selbst)bilder haben einen größeren Einfluss auf die Lebensdauer als Geschlecht, sozioökonomischer Status oder Einsamkeit.

Haben Menschen in jungen Jahren negative Stereotype erlebt, bleiben diese im Unterbewusstsein gespeichert und können jederzeit wieder abgerufen werden (Levy 2003, S. 203). Auch wenn Menschen selbst alt werden, ändern sich diese Bilder nicht. Stereotype werden nicht positiver, nur weil sie irgendwann die eigene Gruppe betreffen (Nosek et al. 2002, S. 49–50). Das gilt auch für die Gruppe der älteren Menschen, die jeder Mensch irgendwann als Eigengruppe erlebt (Iversen et al. 2009, S. 7; Levy et al. 2002, S. 262). Während sich explizite Altersbilder, also bewusste, offen geäußerte Vorstellungen über ältere Menschen oder das Alter(n), verändern können, bleiben unbewusste, sogenannte implizite, Altersbilder immer gleich (Rothermund 2024, S. 59). Implizite und explizite Altersbilder können also nebeneinander existieren und sich widersprechen (Dikken et al. 2017, S. 396). Dabei haben auch implizite Altersbilder großen Einfluss auf die Gesundheit, denn sie können über Priming aktiviert werden (Stroebe et al. 2014, S. 5). Priming meint, dass die Verarbeitung eines bestimmten Reizes die Reaktion auf einen nachfolgenden Reiz unbewusst beeinflusst. Priming kann demnach positive oder negative unbewusst gespeicherte Schemata abrufen, wobei negatives Priming eine 2,6 mal stärkere Wirkung als positives Priming hat (Meisner 2012, S. 16–17). Implizite Altersbilder zeigen sich aber nicht nur in der Wahrnehmung, sondern auch im eigenen Verhalten (Haddock und Maio 2014, S. 223). Auch wenn Menschen positive Stereotype bewusst zeigen, können sich ihre negativen impliziten Stereotype in unbewusstem Verhalten zeigen. Denn ein großer Teil der menschlichen Kommunikation findet auf einer unbewussten Ebene statt (Watzlawick et al. 2017, S. 58). So können unbewusst negative Altersbilder im Kontakt mit älteren Menschen vermittelt werden und bei diesen negative Selbstbilder aktivieren.

Stereotype, Vorurteile, negative Gefühle und Diskriminierungen aufgrund des Alters werden als Ageism bezeichnet (Butler 1969, S. 243). Im Gegensatz zu diskriminierendem Verhalten und Vorurteilen aufgrund von Hautfarbe, Religion oder Geschlecht ist Altersdiskriminierung gesellschaftlich nicht so verpönt (Cuddy und Fiske 2002, S. 3–4). Altersdiskriminierende Sprache wird häufig nicht wahrgenommen und erlebte Altersdiskriminierung hat kaum Konsequenzen (Iversen et al. 2009, S. 8). Bezogen auf Aussehen und Gesundheit älterer Menschen finden sich oft vermeintlich positive Zuschreibungen (Palmore 1999, S. 34). Menschen sind „noch fit für ihr Alter", „haben sich gut gehalten" oder „sehen noch gar nicht so alt aus". Palmore (1999, S. 41) bezeichnet dieses Aussagen als „pseudo-positive attitude". Denn diese scheinbar positiven und gut gemeinten Aussagen verfestigen ein negatives Altersbild, weil sie zeigen, dass Altern grundsätzlich etwas Schlechtes ist. North und Fiske (2012, S. 985) zufolge führen gut gemeinte Bemerkungen zudem oft zu paternalistischem Verhalten. Diese Art von Bevormundung wird als „benevolent ageism" oder „compassionate ageism" bezeichnet und verstärkt den Eindruck von älteren Menschen als hilfsbedürftige Gruppe (North und Fiske 2012, S. 985). Compassionate Ageism findet sich häufig als gut gemeintes Zeichen von Hilfsbereitschaft oder Mitgefühl (Kagan 2017, S. 1). Höflich gemeintes Verhalten führt aber in vielen Fällen zu Ausgrenzung, denn es zeigt älteren Menschen, dass ihnen nichts mehr zugetraut wird. Kagan (2017, S. 1) bezeichnet dies als „protective exclusion or respectful separation", was dazu führt, dass ältere Menschen sich in der Folge selbst weniger zutrauen.

Ageism findet sich Shaw und Gordon (2021, S. 3–6) zufolge häufig in Form von Elderspeak. Vorstellungen von älteren Menschen als kognitiv eingeschränkt, verlangsamt und schwerhörig führen dazu, dass mit ihnen langsamer, lauter und in einfachen Sätzen gesprochen wird, um ihnen (vermeintlich) das Gespräch zu erleichtern. Dabei werden Suggestivfragen gestellt, in der „Wir-Form" gesprochen oder Kosenamen („Omi") verwendet. Dies ist oft vermeintlich gut gemeint, wird von älteren Menschen aber als respektlos und bevormundend erlebt. Zudem werden ältere Menschen im Gespräch häufig ignoriert oder unterbrochen. Denn neben dem beschriebenen „patronizing talk" findet sich vor allem im Gesundheitssystem häufig der „third-party talk", wenn Beschäftigte mit Angehörigen statt mit den älteren Menschen direkt sprechen (Giles und Gasiorek 2011, S. 234). Direkte Gespräche werden vermieden, weil sie als sehr zeitintensiv empfunden werden (Chhetri und Kanawati 2021, S. 22). Auch sollen ältere Menschen oft vor schlechten Nachrichten „geschützt" werden (Shin et al. 2019, S. 462). Hier zeigt sich Ageism in Form von Mitgefühl, was aber dazu führen kann, dass ältere Menschen mit Ablehnung reagieren, weil sie sich (zurecht) diskriminiert fühlen.

Die Vorstellung von älteren Menschen als freundlich, aber wenig kompetent und zeitintensiv im Umgang, führt dazu, dass die Arbeit mit ihnen von Medizinstudierenden häufig als frustrierend und langweilig beschrieben wird (Higashi et al. 2012, S. 479–481). Dabei fällt auf, dass die Studierenden zwischen „care" und „cure" unterscheiden (Higashi et al. 2012, S. 479). Das Hauptaugenmerk sollte nach ihrer Meinung auf der Heilung („cure") liegen. Stattdessen würde bei älteren Menschen zu viel Zeit für die Pflege und Zuwendung („care") verbraucht. Insbesondere bei multimorbiden älteren Menschen kann aber die alleinige Sicht auf Heilung nur selten zum Erfolg führen, da viele Erkrankungen chronisch und irreversibel sind (Naegele 2009, S. 433).

Chang et al. (2020, S. 8) weisen nach, dass Ageism im Gesundheitssystem in 95,5 % der untersuchten Fälle zu einem schlechteren Gesundheitsergebnis führt. So besteht die Gefahr, dass Menschen nur allein aufgrund ihres kalendarischen Alters von Therapien ausgeschlossen werden (Bartig et al. 2021, S. 53) oder Symptome nicht näher untersucht und Krankheiten übersehen werden, weil sie als normale Alterserscheinungen abgetan werden (Voss und Rothermund 2019, S. 517). Fühlen sich ältere Menschen nicht ernstgenommen, kann dies dazu führen, dass sie keine medizinische Hilfe suchen, weil sie davon ausgehen, dass ihnen nicht geglaubt wird (Chhetri und Kanawati 2021, S. 23–27). Zudem wird ihnen so das Gefühl vermittelt, dass es normal ist, dass das Alter mit Beschwerden einhergeht (Wurm 2020, S. 34). Das Erleben von Diskriminierung kann außerdem zu Folgeerkrankungen wie Depressionen oder kardiovaskulären Erkrankungen führen (Levy et al. 2020). Denn wenn Altersdiskriminierung in institutionellem Kontext wahrgenommen wird, hat dies besonders negative Auswirkungen auf Selbstbilder (Ishikawa 2023, S. 10–11).

1.3   Methodik

Für diese Bachelorarbeit wurde ein Scoping Review durchgeführt. Dafür wurden drei grundlegende Fragen untersucht:

1. Welche Altersbilder haben Beschäftigte im Gesundheitssystem und wie werden Einstellungen und Vorstellungen geprägt?
2. Wie zeigen sich Altersbilder im Kontakt und wie beeinflussen sie die Wahrnehmung von älteren Menschen im Gesundheitssystem und der Arbeit mit ihnen?
3. Welchen Einfluss haben Altersbilder auf die körperliche, kognitive, psychische und funktionale Gesundheit und auf die Autonomie älterer Menschen?

Die Literaturrecherche wurde im August und September 2024 durchgeführt und auf Quellen in Englisch und Deutsch aus den Jahren 2014–2024 eingegrenzt. Es konnten 759 Quellen identifiziert werden. Zunächst wurde eine Vorauswahl anhand des Titels durchgeführt. Die verbliebenen 208 Studien wurden anhand des Abstracts auf ihre Eignung untersucht. Nach dieser Sichtung verblieben 65 Studien, die im Volltext gelesen wurden. Unter Anwendung der vorab festgelegten Ein- und Ausschlusskriterien konnten so drei systematische Reviews und acht empirische Studien als geeignet für die Bearbeitung der Forschungsfragen identifiziert werden.

1.4   Ergebnisse und Diskussion

1.4.1   Altersbilder im Gesundheitssystem

Die Auswertung der Studien kommt zu dem Ergebnis, dass Altersbilder von Beschäftigten im Gesundheitssystem heterogen, in der Mehrheit aber positiv sind. Jeyasingam et al. (2023, S. 906) kommen in ihrem Review aus Australien zu dem Schluss, dass sich die Einstellungen zu älteren Menschen über eine sehr breite Spanne von positiv zu negativ verteilen. Auch Ben-Harush et al. (2017, S. 45) aus Israel finden unterschiedliche Altersbilder bei den verschiedenen Professionen im Gesundheitssystem. Die Reviews von Hanson (2014, S. 226) aus England und Deasey et al. (2014, S. 234) aus Australien kommen zu dem Schluss, dass sich zwar unterschiedliche Altersbilder zeigen, die Mehrheit der untersuchten Pflegekräfte aber negative Vorstellungen vom Alter(n) hat. Im Gegensatz dazu zeigen sich bei Basturk und Solpan (2022, S. 1923) aus der Türkei heterogene Altersbilder mit einer Tendenz zu eher positiven Vorstellungen vom Alter(n). Lan et al. (2019, S. 600) aus China und Lampersberger et al. (2022, S. 458) aus Österreich finden neutrale bis positive Altersbilder. Liu et al. (2015, S. 968) aus England sowie die drei Studien aus der Türkei von Çürük und Özgül (2022, S. 5443), Fertelli und Okul (2024, S. 504) sowie Bulut und Çilingir (2016, S. 255) kommen alle zu dem Ergebnis, dass Menschen im Gesundheitssystem positive Altersbilder haben. Die in der Einleitung dargestellte Annahme von Kearney et al. (2000, S. 600), dass die Altersbilder von Beschäftigten im Gesundheitssystem eher negativ sind, lässt sich also durch die hier vorliegende Analyse nicht bestätigen.

Ben-Harush et al. (2017, S. 47) zeigen, dass Tätige im Gesundheitswesen mit negativen Altersbildern ältere Menschen in die Fremdgruppe einordnen, um sich so emotional von ihnen zu distanzieren. Lampersberger et al. (2022, S. 465–468), Bulut und Çilingir (2016, S. 257), Hanson (2014, S. 228) sowie Lan et al. (2019, S. 600) beschreiben Kontakte zu älteren Menschen als wichtig, weil ältere Menschen so Teil der eigenen Gruppe werden. Daneben hat vor allem das Wissen über das Alter(n) einen großen Einfluss. Hanson (2014, S. 228), Lan et al. (2019, S. 599) und Deasey et al. (2014, S. 232) betonen die Wichtigkeit von spezifischem Wissen über das Alter(n). Liu et al. (2015, S. 970), Lan et al. (2019, S. 600), Çürük und Özgül (2022, S. 5445) und Lampersberger et al. (2022, S. 465) zeigen, dass Pflegekräfte mit höherem Bildungsabschluss und spezieller geriatrischer Ausbildung positivere Altersbilder haben. Auch Bulut und Çilingir (2016, S. 255) sowie Basturk und Solpan (2022, S. 1930) betonen die Wichtigkeit von gerontologischer Ausbildung und Fortbildungen. Hanson (2014, S. 228) stellt dabei in ihrer Studie eine Wechselwirkung zwischen Wissen und Altersbildern fest. Nicht nur dass eine bessere Ausbildung zu positiveren Altersbildern führt, diese beeinflussen umgekehrt auch das Lernverhalten. Menschen mit positiven Altersbildern haben deutlich mehr Interesse an gerontologischen Weiterbildungen als Menschen mit defizitorientierten Altersbildern.

1.4.2   Altersbilder im Kontakt mit älteren Menschen

Basturk und Solpan (2022, S. 1930) zeigen einen deutlichen Zusammenhang zwischen Einstellungen und Verhalten. Eine positive Einstellung zu älteren Menschen führt zu einem entsprechend positiven Verhalten. Für die Pflege bilden Zuspruch und Vertrauen eine wichtige Basis. Dies kann sich aber nur dann entwickeln, wenn sich auch eine entsprechende Einstellung in Form von positiven Altersbildern zeigt. Fertelli und Okul (2024, S. 507) stellen fest, dass positive Altersbilder zu mehr Empathie und Mitgefühl führen. Zudem gibt es hier eine Wechselwirkung, positive Altersbilder führen zu einer Zunahme an Empathie, mehr Empathie gegenüber älteren Menschen führt zu einer positiveren Wahrnehmung dieser Menschen (Fertelli und Okul 2024, S. 507). Auch Liu et al. (2015, S. 968) und Lan et al. (2019, S. 600) bestätigen, dass positive Altersbilder sich positiv in der Pflege und Behandlung von älteren Menschen zeigen.

Lampersberger et al. (2022, S. 462–463), Jeyasingam et al. (2023, S. 891, 900) sowie Bulut und Çilingir (2016, S. 257) stellen fest, dass Menschen mit positiven Altersbildern die Arbeit mit älteren Menschen als herausfordernd und arbeitsintensiv, aber auch als lohnend und befriedigend erleben, da sie ihre Arbeit als wichtig und sinnvoll einschätzen. Positive Altersbilder führen dazu, dass Pflegekräfte gerne mit älteren Menschen arbeiten und mehr Empathie zeigen. Komplexe Krankheitsbilder werden als Herausforderung und nicht als Belastung erlebt.

Im Gegensatz dazu sehen Menschen mit negativen Altersbildern Krankheiten bei älteren Menschen als Verlust und erleben die Arbeit mit ihnen als besonders zeitintensiv und aufwendig (Jeyasingam et al. 2023, S. 900). Hanson (2014, S. 227) und Deasey et al. (2014, S. 234) beschreiben, dass negative Altersbilder dazu führen, dass ältere Menschen als gebrechlich, hilflos und abhängig gesehen werden. Hier zeigen sich auch die von Palmore (1999, S. 19) beschriebenen Wechselwirkungen zwischen Vorstellungen und Einstellungen. Negative Vorstellungen von älteren Menschen führen dazu, dass sie als lethargisch und eingeschränkt wahrgenommen werden, was in der Folge zu weiteren negativen Einstellungen diesen Menschen gegenüber führt (Deasey et al. 2014, S. 234). So werden in der Folge Symptome unterschiedlich bewertet. Sind jüngere Menschen nach einer Operation desorientiert, wird dies den Nachwirkungen der Narkose zugeschrieben, ältere Menschen in der gleichen Situation werden als verwirrt oder dement beschrieben. In der Studie von Ben-Harush et al. (2017, S. 45–47) werden ältere Menschen als herausfordernd, anstrengend und unattraktiv beschrieben. Dies ist besonders in Hinblick auf den von Palmore (2003, S. 419) beschriebenen Halo-Effekt bedenklich.

Der Kontakt zu älteren Menschen wird aber auch von äußeren Umständen geprägt. Deasey et al. (2014, S. 235), Jeyasingam et al. (2023, S. 904) sowie Basturk und Solpan (2022, S. 1928) zeigen, dass Altersbilder in Notaufnahmen und Intensivstationen negativer sind, da hier die Versorgung älterer Menschen aufgrund ihrer oft komplexen gesundheitlichen Probleme als besonders zeitintensiv wahrgenommen wird. Hanson (2014, S. 228) stellt fest, dass negative Altersbilder sich vor allem bei Stress und Personalmangel zeigen und schwierige Arbeitsbedingungen zur Verschlechterung von Altersbildern führen können. Aber auch bei Menschen mit positiven Altersbildern kann es unter bestimmten Bedingungen zu altersdiskriminierendem Verhalten kommen. Bulut und Çilingir (2016, S. 257–258) zeigen, dass Pflegekräfte trotz positiver Einstellung bei Stress intoleranter und ungeduldiger werden und weniger Empathie zeigen. Auch Lampersberger et al. (2022, S. 469) Çürük und Özgül (2022, S. 5446) und Liu et al. (2015, S. 969–970) halten fest, dass positive Altersbilder sich im Kontakt mit älteren Menschen zwar positiv im Verhalten zeigen, die Pflegekräfte aber auch hier unter bestimmten Umständen wie Stress und Personalmangel ältere Menschen als Belastung bei der Arbeit wahrnehmen. Voss und Rothermund (2019, S. 517, 527) weisen darauf hin, dass bei Zeit- und Personalmangel insbesondere ältere Menschen länger auf Behandlungen warten müssen, vor allem dann, wenn die Beschwerden allein auf das Alter geschoben und nicht als medizinischer Notfall eingeordnet werden. Dikken et al. (2017, S. 396) haben nachgewiesen, dass positive und negative Altersbilder nebeneinander existieren und sich dabei widersprechen können. So können unbewusst gespeicherte defizitorientierte Altersbilder besonders in herausfordernden Situationen zum Vorschein kommen.

1.4.3   Auswirkungen von Altersbildern

Lan et al. (2019, S. 600–601) halten fest, dass Pflegekräfte den speziellen Bedürfnissen älterer Menschen in der Versorgung nur mit positiven Altersbildern gerecht werden können. Positive Altersbilder erhöhen die Pflegequalität und haben dadurch direkten Einfluss auf die Versorgung und so auf die Gesundheit älterer Menschen. Auch Liu et al. (2015, 969) zeigen, dass positive Altersbilder die Pflege und damit auch die Gesundheit älterer Menschen verbessern. Zudem spielen Altersbilder eine entscheidende Rolle bei der Allokation von Ressourcen. Studien zeigen, dass Menschen bei knappen Ressourcen allein aufgrund ihres Alters benachteiligt werden können (Bartig et al. 2021, S. 53). Liu et al. (2015, 968) weisen nach, dass positive Altersbilder einen positiven Einfluss auf die Allokation im Gesundheitssystem für ältere Menschen haben.

Çürük und Özgül (2022, S. 5443) zeigen, dass positive Altersbilder die Versorgung von älteren Menschen mit Krebserkrankungen verbessern und so die Heilungschancen erhöhen, da sie positiven Einfluss auf die Selbstbilder haben. Die Studie von Schroyen et al. (2020, S. 2287) bestätigt, dass die Überlebenschancen von älteren Menschen mit Krebserkrankungen mit positiven Selbstbildern deutlich höher sind als bei negativen Selbstbildern. Bulut und Çilingir (2016, S. 255) sowie Fertelli und Okul (2024, S. 500) erklären, dass Pflegekräfte mit einer positiven Einstellung zum Alter(n) deutlich mehr Empathie und Einfühlungsvermögen zeigen. Dies ermöglicht es ihnen, sich in die Situation der älteren Menschen hineinzuversetzen und so ihre Bedürfnisse umfänglich zu erkennen. Nur so ist eine patientenzentrierte Versorgung möglich, die bei älteren multimorbiden Menschen nicht allein die körperliche, sondern auch die subjektive Gesundheit beachtet.

Negative Altersbilder führen laut Hanson (2014, S. 227) dazu, dass Pflegekräfte die Behandlung von älteren multimorbiden Menschen als sinnlos sehen, da hier oft keine Heilung mehr möglich ist. Dies hat eine schlechtere Pflegequalität und eine inadäquate Versorgung zur Folge. Hier findet sich auch der von Higashi et al. (2012, S. 479) beschriebene Unterschied zwischen „care" und „cure". Diese Diskrepanz zeigt sich auch in der Studie von Ben-Harush et al. (2017, S. 46). Die einseitige Sicht auf die alleinige Wiederherstellung der objektiven körperlichen Gesundheit führt aber gerade bei chronisch kranken Menschen nicht zum Erfolg (Naegele 2009, S. 433). Auch Jeyasingam et al. (2023, S. 899) zeigen, dass die Gesundheit älterer Menschen häufig nur auf körperliche Erkrankungen reduziert wird und andere Komponenten nicht mitbedacht werden. Wird aber die Wichtigkeit der Heterogenität der Gesundheit älterer Menschen nicht beachtet, führt dies zu einer inadäquaten Behandlung. Auch Basturk und Solpan (2022, S. 1921) stellen fest, dass negative Altersbilder und die eindimensionale Sicht auf die körperliche Gesundheit zu einer schlechteren Behandlung älterer Menschen führen. Durch positive Altersbilder wird die Gesundheit älterer Menschen hingegen als mehrdimensionales Konstrukt gesehen und die Menschen entsprechend behandelt. So werden auch die psychische, kognitive und funktionale Gesundheit mitbedacht. Insbesondere die funktionale Gesundheit spielt eine große Rolle, wenn es um Alltagskompetenzen und Autonomie geht (Saß et al. 2009, S. 59). Dies wiederum hat großen Einfluss auf die subjektive Gesundheit und damit auf die Lebenszufriedenheit älterer Menschen (Spuling et al. 2017, S. 158–162).

Hanson (2014, S. 226–227) und Deasey et al. (2014, S. 232–233) halten fest, dass es wichtig ist, zwischen Alter und Krankheit zu differenzieren, da es sonst z. B. zu inadäquater Medikamentengabe kommen kann. Auch Voss und Rothermund (2019, S. 517) weisen auf die Gefahr der schlechteren Behandlung durch Unkenntnis in Bezug auf Alter und Krankheit hin. Negative Altersbilder führen häufig dazu, dass Beschwerden allein auf das Alter geschoben werden. Lampersberger et al. (2022, S. 468) beschreiben hingegen, dass positive Altersbilder dazu führen, dass Krankheiten nicht allein als Folge des Alters gesehen werden. Jeyasingam et al. (2023, S. 902) weisen zudem darauf hin, dass es wichtig ist, nicht nur das chronologische Alter zu bedenken. Fachkräfte mit negativen Altersbildern achten der Studie zufolge hauptsächlich auf das chronologische Alter und sehen dies als unveränderbar und somit auch Beschwerden als unausweichlich. Diese Einstellung beeinflusst die Selbstbilder und Kontrollüberzeugung älterer Menschen, die sich in der Folge selbst Alter und Beschwerden unbeeinflussbar ausgeliefert sehen (Wurm 2020, S. 33).

Lan et al. (2019, S. 600) beschreiben den förderlichen Einfluss von positiven Altersbildern auf die Kommunikation mit älteren Menschen. Auch Fertelli und Okul (2024, S. 505–507) sowie Bulut und Çilingir (2016, S. 255) betonen, dass positive Altersbilder sich in Form von wertschätzendem und empathischem Verhalten zeigen und so auch die Kommunikation positiv beeinflussen. Ben-Harush et al. (2017, S. 44), Jeyasingam et al. (2023, S. 904) und Hanson (2014, S. 226–228) zeigen hingegen, dass negative Altersbilder dazu führen, dass oft nicht mit den betroffenen Menschen selbst gesprochen wird. Vergleichbar mit den Ausführungen von Giles und Gasiorek (2011, S. 234) zum „third-party talk" beschreiben Ben-Harush et al. (2017, S. 44) das Verhalten älteren Menschen gegenüber als „absent-present" Umgang. So werden ältere Menschen im Gesundheitssystem unsichtbar und nicht in ihre eigenen Behandlungen miteinbezogen. Auch Deasey et al. (2014, S. 235) und Bulut und Çilingir (2016, S. 255–257) finden in ihren Studien Hinweise darauf, dass Pflegekräfte mit negativen Altersbildern Probleme in der Kommunikation mit älteren Menschen haben. Dies bestätigt auch die Studie von Higashi et al. (2012, S. 479–481), nach der die Wahrnehmung der Arbeit mit älteren Menschen als frustrierend und langweilig zu schlechterer Kommunikation führt. Eine mangelhafte Kommunikation führt dazu, dass Beschwerden nicht richtig verstanden und in der Folge auch nicht adäquat behandelt werden. Die negative Vorstellung von älteren Menschen als kognitiv eingeschränkt führt laut Deasey et al. (2014, S. 235) und Jeyasingam et al. (2023, S. 904) nicht nur zu Verständigungsproblemen, sondern auch zu Elderspeak. Deasey et al. (2014, S. 234) stellen fest, dass negative Altersbilder nicht nur die Kommunikation mit Patient:innen beeinflussen, sondern auch die Gespräche innerhalb der Pflegeteams. Werden hier ältere Menschen abgewertet, werden negative Altersbilder weitergegeben, was vor allem negativen Einfluss auf jüngere Pflegekräfte hat, die diese Altersbilder übernehmen können.

Älteren Menschen ist die eigene Autonomie sehr wichtig (Shin et al. 2019, S. 462). Um diese zu gewährleisten, müssen vor allem in der Gesundheitsversorgung die von Rott (1990, S. 67) beschriebenen Unterschiede des intrapersonellen Alter(n)s beachtet werden. Sonst besteht die Gefahr, dass älteren Menschen allein aufgrund ihrer körperlichen Erkrankungen nicht mehr zugetraut wird, für sich selbst entscheiden zu können. Dies führt nicht nur zu direkter Diskriminierung, die erlebte Altersdiskriminierung im institutionalisierten Kontext ist zudem besonders schädlich für die Selbstbilder (Beyer et al. 2017, S. 329–331; Ishikawa 2023, S. 10–11). Jeyasingam et al. (2023, S. 900) zeigen, dass besonders ältere Menschen häufig als inkompetent angesehen werden, wenn es darum geht, sich für ihre eigenen Interessen einzusetzen, was dazu führt, dass Pflegekräfte dies übernehmen. Hier findet sich bevormundendes Verhalten in Form von compassionate Ageism (North und Fiske 2012, S. 985). Hanson (2014, S. 227) und Deasey et al. (2014, S. 232) weisen darauf hin, dass die Vorstellung von älteren Menschen als gebrechlich und hilflos dazu führen kann, dass sich Pflegekräfte besonders intensiv um sie kümmern. In der Folge verlieren ältere Menschen ihre Unabhängigkeit und Selbständigkeit. Wird älteren Menschen zu viel abgenommen, werden sie abhängig von der Pflege. Auch Lampersberger et al. (2022, S. 464) zeigen, dass sich defizitorientierte Altersbilder negativ auf die Autonomie älterer Menschen auswirken, da ihnen nicht viel zugetraut wird. Kagan (2017, S. 1) und North und Fiske (2012, S. 985) warnen davor, dass übertriebene Hilfsbereitschaft zu Ausgrenzung führt. Ben-Harush et al. (2017, S. 46–47) stellen fest, dass übertriebenes Mitleid negativen Einfluss auf die Selbständigkeit und damit auch auf die Würde hat. Dabei fällt auf, dass Beschäftigte das eigene bevormundende Verhalten als hilfsbereit und mitfühlend beschreiben, während sie dasselbe Verhalten bei anderen als übergriffig und diskriminierend erleben. Das ist vor allem deswegen bedenklich, weil Menschen auch mit unbewusstem Verhalten Einfluss auf andere haben. Jeyasingam et al. (2023, S. 890) beschreiben, dass Pflegekräfte mit ihrem Verhalten internalisierte Altersbilder bei älteren Menschen aktivieren können. Dies kann in der Folge kognitive und körperliche Reaktionen auslösen (Levy et al. 2000, S. 211). Vor den Erkenntnissen der Studie von Meisner (2012, S. 16–17) zeigt sich die Wichtigkeit von positiven Altersbildern. Auch Çürük und Özgül (2022, S. 5443) sowie Levy (2009, S. 332) weisen darauf hin, dass es nicht genügt, negative Altersbilder zu vermeiden, sondern dass positive Altersbilder entscheidend für die Gesundheit älterer Menschen sind, da sie nicht nur die Pflege beeinflussen, sondern auch die Selbstbilder.

1.5   Handlungsempfehlungen

Die vorangegangenen Ausführungen zeigen, wie wichtig positive Altersbilder und positive Selbstbilder für die Gesundheit älterer Menschen sind. Dabei geht es nicht darum, bestimmte Alterserscheinungen zu verleugnen, denn übertrieben positive Darstellungen können auch zum gegenteiligen Effekt führen (Wangler und Jansky 2023). Positive Altersbilder bedeuten, klar zu erkennen und zu zeigen, dass Alter und Krankheiten nicht automatisch zusammen gehören. Der förderliche Einfluss von positiven Altersbildern ist dabei nicht nur entscheidend für die Gesundheit älterer Menschen, sondern auch für die Gesundheit der Fachkräfte selbst. In der

Studie von Jeyasingam et al. (2023, S. 904) äußerten Beschäftigte im Krankenhaus, dass sie selbst nicht alt werden möchten. Diese negativen Vorstellungen vom Alter(n) beeinflussen sowohl die Patient:innen als auch das eigene Alter(n). Zudem haben negative Altersbilder einen schlechten Einfluss auf die Arbeitsmotivation (Deasey et al. 2014, S. 231). Fertelli und Okul (2024, S. 507–508) zeigen hingegen, dass positive Altersbilder einen positiven Einfluss auf die Gesundheit von Beschäftigten haben, da sie Stress reduzieren und die Burn-Out-Gefahr verringern. Zudem wirken sich positive Altersbilder positiv auf die Effizienz von Arbeitsabläufen in der Pflege aus (Basturk und Soltan 2022, S. 1930; Deasey et al. 2014, S. 231).

Altersbilder haben Einfluss darauf, wie ältere Menschen wahrgenommen werden und beeinflussen die Versorgung. Werden ältere Menschen als kognitiv eingeschränkt, langsam und zeitintensiv angesehen, können ihnen wichtige Informationen vorenthalten werden, weil die Kommunikation mit ihnen als mühsam und zeitraubend wahrgenommen wird. Wird die Arbeit mit älteren Menschen hingegen als sinnvoll und als besondere Herausforderungen positiv erlebt, zeigt sich dies durch Wertschätzung und Empathie. Entscheidend ist, dass auch unbewusste Vorurteile und stereotype Denkmuster den Kontakt und die Kommunikation zwischen Beschäftigten und älteren Menschen beeinflussen. Zeigen sie sich in unbewusster Wortwahl oder Gesten, haben sie erheblichen Einfluss auf die Selbstbilder älterer Menschen, da sie internalisierte negative Stereotype aktivieren können. Deshalb ist es besonders wichtig, dass Beschäftigte im Gesundheitssystem sich selbst und ihr Verhalten reflektieren. Bewusste und unbewusste Einstellungen zum Alter(n) sollten immer wieder kritisch hinterfragt werden.

Altersbilder haben Einfluss darauf, ob Menschen zwischen Alter und Krankheit unterscheiden. Negative Altersbilder führen dazu, dass Beschwerden allein dem Alter zugeordnet und ältere Menschen nicht ernstgenommen werden. Dies hat nicht nur direkten Einfluss auf die Versorgung, es hat auch negative Auswirkungen auf die Kontrollüberzeugung und die Selbstbilder älterer Menschen. Positive Altersbilder hingegen führen dazu, dass Beschwerden unabhängig vom Alter betrachtet werden. Gesundheit wird als mehrdimensionales Konstrukt gesehen und die Behandlung orientiert sich nicht allein an der körperlichen Gesundheit. Bei älteren Menschen ist es entscheidend, alle Facetten der Gesundheit zu betrachten. Durch den oft einseitigen Blick auf die objektive körperliche Gesundheit in der medizinischen Versorgung werden wichtige Aspekte wie die funktionale und die subjektive Gesundheit nicht beachtet. Negative Altersbilder führen dazu, dass die Arbeit mit älteren Menschen als nutzlos angesehen wird, da diese nicht immer geheilt werden können. „Care" darf aber nicht als Gegensatz zu „cure" verstanden werden, sondern als Maßnahme, die dazu dient, die funktionale und subjektive

Gesundheit älterer Menschen zu verbessern. Dies hat zudem positive Auswirkungen auf die Selbstwahrnehmung und Kontrollüberzeugung und unterstützt so die Autonomie älterer Menschen. Die im Gesundheitssystem vielfach verbreitete Fixierung auf die objektive Gesundheit muss deshalb überdacht werden.

Neben persönlichen Erfahrungen und Einstellungen sind Altersbilder auch von spezifischem Wissen über das Alter(n) abhängig. Infolge des demografischen Wandels sind ältere Menschen in allen Bereichen des Gesundheitssystems anzutreffen. Deshalb braucht es mehr Weiterbildungsangebote und den Willen zur Weiterbildung. Denn dies hat auch positive Auswirkungen auf die Motivation der Beschäftigten und die Effizienz der Arbeitsabläufe. Wissensdefizite führen hingegen zu defizitären Altersbildern und dazu, dass das Interesse an der Arbeit mit älteren Menschen sinkt.

Beschäftigte im Gesundheitssystem profitieren auch selbst von positiven Altersbildern. Der demografische Wandel führt dazu, dass die Menschen zunehmend länger arbeiten und ältere Arbeitskräfte gefragt sind. Die Beschreibung „ältere Menschen" betrifft also auch einen Teil der Beschäftigten. Die Zuordnung der Generationen in unterschiedliche Gruppen verstärkt stereotype Vorurteile und verändert Altersbilder negativ. Positive Altersbilder sind auch in Hinblick auf ältere Beschäftigte wichtig, wenn diese motiviert bis zur Rente arbeiten sollen. Deshalb sollte es auch im Interesse von Einrichtungen sein, positive Altersbilder zu fördern. Auch hier muss der Fokus auf die Auswirkungen positiver Altersbilder gerichtet werden und nicht nur auf das Vermeiden negativer Altersbilder.

1.6   Fazit

Altersbilder von Tätigen im Gesundheitssystem haben eine große Bedeutung für die Gesundheit älterer Menschen. Sie treten bewusst oder unbewusst auf und beeinflussen, wie ältere Menschen wahrgenommen werden und prägen den Kontakt und die Kommunikation mit ihnen. Positive Altersbilder zeigen sich in Form von wertschätzendem und empathischen Verhalten, sie verbessern die Qualität von Pflege und Versorgung und fördern die Selbständigkeit älterer Menschen. Negative Altersbilder zeigen sich in herabwürdigendem Verhalten und führen dazu, dass ältere Menschen im Gesundheitssystem nicht beachtet und ihre Bedürfnisse nicht wahrgenommen werden. Aber auch gut gemeintes Verhalten kann zu Altersdiskriminierung führen. Übertriebenes Mitgefühl und die Wahrnehmung älterer Menschen als eingeschränkt und hilflos führen dazu, dass die Menschen bevormundet und so abhängig gemacht werden. Zudem hat dieses Verhalten einen großen Einfluss auf ihre Selbstwahrnehmung, es beeinträchtigt sie in ihrer Autonomie und nimmt ihnen ihre Würde. Diese „gutgemeinte" Form von Ageism ist in ihren Folgen genauso problematisch wie offen gezeigte Altersdiskriminierung. Sie wird aber oft selbst nicht als Ageism wahrgenommen, was sie besonders gefährlich macht, da sie nicht als diskriminierend erkannt wird. Das eigene Verhalten im Umgang mit älteren Menschen muss deshalb immer wieder reflektiert und kritisch hinterfragt werden.

Altersbilder sind nie nur eindimensional, sondern zeigen sich auf gesellschaftlicher und individueller Ebene vielschichtig und teils auch widersprüchlich. Positive Altersbilder lassen sich nicht „anordnen". Aber es bestehen Wechselwirkungen zwischen Einstellungen, Vorstellungen und Verhalten. Verhalten ist nicht nur das Resultat von Altersbildern, sondern auch die Ursache. Positive Altersbilder führen zu einer positiveren Wahrnehmung von älteren Menschen und beeinflussen das Verhalten positiv. Ein positiver Umgang mit älteren Menschen beeinflusst wiederum die Altersbilder positiv. Diese Wechselwirkung gilt es zu nutzen, um langfristig eine Veränderung der Altersbilder zu erreichen, die im Gesundheitssystem, aber auch in der Gesellschaft vor dem Hintergrund des demografischen Wandels wichtig ist.

Beschäftigte im Gesundheitssystem müssen sich bewusst machen, dass ihren Altersbildern eine besondere Bedeutung zukommt, weil das Erleben institutioneller Altersdiskriminierung einen maßgeblichen Einfluss auf die Selbstbilder älterer Menschen hat. Diese bewussten und unbewussten Einstellungen zum eigenen Alter(n) haben mehr Einfluss auf die Gesundheit und die Lebensdauer als Faktoren wie Einsamkeit, Geschlecht oder sozioökonomischer Status. Deshalb genügt es nicht, negative Einstellungen zum Alter(n) zu vermeiden, sondern es braucht positive Altersbilder für eine gute Gesundheitsversorgung älterer Menschen. Nicht nur für die Gesundheit der aktuell zu versorgenden älteren Menschen, sondern auch für alle, die im Gesundheitssystem arbeiten.

Der Pflegenotstand in den Medien. Eine Untersuchung des aktuellen Pflegenotstand-Diskurses in Tageszeitungen mittels Text-Mining-Verfahren mit Fokus auf die Versorgung älterer Menschen

2.1 Einleitung

Als Pflegenotstand wird der andauernde Personalmangel im Pflegesektor, sowohl in Einrichtungen für Ältere, als auch in Krankenhäusern, bezeichnet. Der Begriff ist inzwischen zum Schlüsselwort geworden und beschäftigt seit Jahrzehnten nicht nur die Gesundheitsbranche (Sahmel 2018, S. 19), sondern mit ihr auch den Journalismus, der im öffentlichen Diskurs als Multiplikator zu diesem stets aktuellen Thema dient. Für die Recherchen sprechen Reporter:innen regelmäßig mit Pflegekräften, Verantwortlichen, Politiker:innen, den zu Pflegenden selbst und weiteren Akteur:innen über die Situation in Pflegeeinrichtungen. Ihre Ergebnisse verarbeiten sie zu Nachrichtentexten. Obwohl Journalist:innen dabei ihres Berufes wegen zu größtmöglicher „Objektivität, Sachlichkeit und Neutralität" (Neuberger 2022, S. 159) verpflichtet sind, ist davon auszugehen, dass sie in ihrer Arbeit Meinungen mittransportieren, die den Diskurs mitbestimmen. Dies geschieht zum Beispiel durch die Nutzung (oder Nicht-Nutzung) bestimmter Wörter (Gür-Şeker 2015, S. 80), die unterschiedliche Konnotationen beinhalten: Begriffe erhalten ihre Bedeutung abhängig von dem Kontext, in dem sie genutzt werden. Ein Beispiel hierfür bietet der Satz „Marie wohnt im Heim": Hier könnte „Heim" sowohl für Pflegeheim stehen, aber auch für Kinderheim. Welche Bedeutung genau gemeint ist, ergibt sich also ausschließlich aus dem Kontext. Doch welche sprachlichen Besonderheiten sind in Nachrichtentexten rund um den Pflegenotstand enthalten und wie ist somit der öffentliche Diskurs darum beschaffen? Die Antworten auf diese Fragen können Beschäftigten in der Pflegebranche helfen, das gesellschaftliche

M. Stagge et al., *Altersbilder und Pflegenotstand*, essentials, https://doi.org/10.1007/978-3-662-72910-6_2

Bild ihres Berufsstandes zu reflektieren. Ein realistischer Abgleich mit der Darstellung, welche derzeit die Medien zeichnen, kann dazu anregen, die eigene Selbstdarstellung zu hinterfragen. Die Arbeit leistet einen Beitrag zum Verständnis, wie der Pflegenotstand öffentlich verhandelt wird, und deckt Lücken auf, die geschlossen werden müssen, um wirksamer zu kommunizieren.

Der Fokus dieser Arbeit liegt auf dem Pflegekontext in der Versorgung älterer Menschen mittels ambulanter und stationärer Pflege. Dafür werden mit der Methode des Text-Mining-Verfahrens (Lemke und Wiedemann 2016) entsprechend aufbereitete Nachrichtentexte zum Thema Pflegenotstand, die zwischen dem 1.1.2023 und dem 29.2.2024 online in den vier überregionalen deutschen Qualitätszeitungen entlang des politischen Spektrums erschienen sind (Frankfurter Allgemeine Zeitung, Süddeutsche Zeitung, die tageszeitung [taz], Welt), analysiert.

Im Jahr 1988 tauchte der Begriff Pflegenotstand erstmals in den Medien auf, um aktuelle oder drohende Szenarien in Pflegeeinrichtungen zu beschreiben. Der zum Schlüsselwort gewordene Begriff prägt die Debatten um jenes Thema seither: Im Jahr 1991 findet die Nutzung des Wortes zahlenmäßig einen vorläufigen Höhepunkt, ehe die Kurve anschließend wieder abflacht. Seit 2017 aber ist der Begriff wieder ein Dauerbrenner in den Medien und fällt seither regelmäßig (DWDSa). Es gibt bislang allerdings keine Untersuchungen darüber, auf welche Art und Weise die Debatte um den Pflegenotstand geführt wird. Dabei könnte eine solche Analyse Hinweise darauf geben, wie die Debatte selbst einen Teil zur Verbesserung der Lage eines „soziale[n] Problem[s]" (Blanz 2015, S. 21) bieten kann.

Entsprechend werden im Rahmen dieser Arbeit drei Forschungsfragen formuliert: 1. Auf welche Art und mit welchen Konnotationen wird das Schlüsselwort Pflegenotstand im öffentlichen Diskurs im Rahmen von überregionalen Zeitungsartikeln diskutiert? 2. Welche Lösungsmöglichkeiten bietet der Diskurs um den Pflegenotstand an, um die Situation zu verändern? 3. Welche Akteurinnen und Akteure erhalten im Diskurs eine Stimme und wer spricht wie über wen?

2.2 Hintergrund

2.2.1 Der Pflegenotstand in Zahlen und seine Bedeutung für die Gesellschaft

Der Begriff „Pflegenotstand" beschreibt den Mangel an qualifiziertem Personal zur Versorgung pflegebedürftiger Menschen (DWDSb; Bertelsmannstiftung 2012, S. 13). Ursächlich hierfür sind zum einen der demografische Wandel: 2021 lebten in Deutschland 5 Mio. Pflegebedürftige, bis 2055 wird ein Anstieg auf 6,8 bis

7,7 Mio. erwartet (Statistisches Bundesamt 2023). Hauptfaktor für Pflegebedürftigkeit ist das Alter (Bertelsmannstiftung 2012, S. 31), wobei die Pflegeprävalenz mit zunehmendem Alter steigt. Zum anderen besteht ein Mangel an Pflegefachkräften. Trotz des inzwischen steigenden Interesses an Pflegeberufen wird für das Jahr 2030 eine Versorgungslücke von 187.000 Vollzeitäquivalenten vorausgesagt (BMG 2022, S. 65). Laut Bertelsmannstiftung (2012) sei es „kaum vorstellbar" (S. 79), die Versorgungslücke mit den aktuellen Möglichkeiten zu schließen, weswegen neue Versorgungskonzepte entwickelt werden müssen. Hinzu kommt, dass Pflegebedürftige zunehmend in Einrichtungen ziehen, was den Personalbedarf erhöht (Bertelsmannstiftung 2012, S. 63). Zusätzlich erfahren auch ambulante Angebote eine erhöhte Nachfrage (Barmer 2023, S. 12), wohingegen der Anteil familialer Pflege sinkt (Bertelsmannstiftung 2012, S. 10). Diese Entwicklung führt zu Versorgungslücken und Belastungen für Betroffene, Angehörige und Pflegekräfte.

Seit 1974 diskutiert die Politik die Gestaltung der Versorgungsstrukturen in der Pflege, eine allumfassende Lösung wurde seither nicht gefunden (Schulz-Nieswandt 1990, S. 12). Der Personalmangel besteht bis heute, verschärft durch Kostendruck und die Covid-19-Pandemie (Schmidt 2022, S. 66). Dennoch gibt es zahlreiche Ideen, den Pflegenotstand zumindest abzufedern. Wissenschaftliche Lösungsansätze umfassen Verbesserungen für das Wohlbefinden des Pflegepersonals (BMG 2022, S. 183; Simon 2022, S. 97), strukturelle Änderungen (Bertelsmannstiftung 2012, S. 9), Förderung familialer Pflege (BAGSO 2024), verbesserte Prävention und Rehabilitation (Bundesregierung 2010, S. 297) sowie Digitalisierung (Heppner 2021, S. 24). Die Politik soll intelligente Konzepte für ambulante und gemeindenahe Versorgung entwickeln (Bertelsmannstiftung 2012), indem sie zum Beispiel alternative Wohnprojekte fördert. Die Familienpflegezeit soll verbessert werden (Bertelsmannstiftung 2012, S. 14; BAGSO 2024). Niedrigschwellige Beratungsangebote und Rehabilitationsmaßnahmen sollen gefördert werden (Bertelsmannstiftung 2012, S. 65). Präventionsmaßnahmen sollen stärker in die medizinische Versorgung integriert werden (Bundesregierung 2010, S. 297). Dennoch: Eine Lösung scheint in weiter Ferne und ist laut Schulz-Nieswandt (1990, S. 12) nicht zum „Nulltarif" zu haben.

2.2.2 Konstruktion sozialer Wirklichkeit durch Sprache und im Journalismus

Die Sprache ist ein zentrales Werkzeug zur Konstruktion sozialer Wirklichkeit, da sie Identität ausdrückt und Wahrnehmung, Erinnerung sowie kognitive Prozesse beeinflusst (Crystal 2010, S. 15; Azad und Rabe 2024, S. 33). Texte veranschaulichen die Perspektive der Medien, die sowohl den sozialen Kontext widerspiegeln als auch prägen (Stulpe und Lemke 2016, S. 22). Diskurse verbinden Sprache und konstruierte Wirklichkeit und manifestieren sich so in Texten wie Zeitungsartikeln, die soziale Realitäten abbilden und gestalten. Wörter spielen hier eine Schlüsselrolle: Ihre Bedeutung entsteht im Kontext, und ihre Wahl vermittelt Einstellungen der Nutzer:innen (Gür-Şeker 2015, S. 84). Begriffe wie „Friedensmacht" oder „Militärmacht" beschreiben im Kern dasselbe Ding, legen aber andere Konnotationen, also hintergründige Ideen, zugrunde. Dieses Beispiel zeigt, wie Sprache gesellschaftliche Deutungen beeinflusst (Schröter 2015, S. 395). Im Journalismus fungieren unter anderem Texte als Grundlage öffentlicher Diskurse. Journalist:innen agieren als Gatekeeper, die Informationen selektieren und verbreiten (Neuberger 2022, S. 162). Dabei gestalten sie durch Sprache gesellschaftliche Debatten mit und bieten Deutungsschemata an (Banholzer 2022, S. 109). Besonders bei komplexen Themen wie dem Pflegenotstand tragen Medien dazu bei, Probleme sichtbar zu machen und Handlungsoptionen aufzuzeigen. Die journalistische Arbeit folgt dabei hohen Standards wie Objektivität und Neutralität (Neuberger 2022, 168). Trotz dessen ist davon auszugehen, dass Formulierungen eine Einflussnahme auf die Wahrnehmung der Leser:innen ausüben können, wie das oben genannte Beispiel zeigt. Texte in Massenmedien lösen sich von der direkten Sprechsituation und durchlaufen einen Abstraktionsprozess (Ehlich 1994, S. 19). Dies unterstreicht die Bedeutung journalistischer Sorgfalt bei der Darstellung gesellschaftlicher Themen. Medien schaffen Öffentlichkeit für Probleme, die ohne Berichterstattung unsichtbar blieben. Indem sie prekäre Zustände wie den Pflegenotstand thematisieren, ermöglichen sie den Lesenden, sich als potenziell Betroffene zu erkennen und regen gesellschaftliche Diskussionen sowie das Finden von Lösungsansätzen erst an (Banholzer 2022, S. 108). So tragen Medien wie Tagesoder Onlinezeitungen wesentlich dazu bei, soziale Wirklichkeit nicht nur zu reflektieren, sondern aktiv mitzugestalten.

2.3 Methodik

Die Arbeit untersucht den Diskurs zum Pflegenotstand mithilfe der Methode des Text-Mining (Lemke & Wiedemann 2016). Dies wiederum geschieht durch Blended Reading, das sich in zwei Techniken aufteilt: Beim Distant Reading wird der Text auf einer Oberflächenstruktur betrachtet, beim Close Reading werden Textausschnitte in der Tiefe qualitativ betrachtet (Wiedemann und Lemke 2016, S. 9). Diese Herangehensweise ermöglicht es, große Textmengen systematisch zu analysieren und gleichzeitig die inhaltliche Tiefe einzelner Texte zu berücksichtigen

(Dumm und Niekler 2016, S. 91). Beide Ansätze ergänzen sich und sorgen für eine fundierte Analyse sozialer Wissensstrukturen.

Das Untersuchungskorpus besteht aus 80 journalistischen Texten mit insgesamt 73.330 Wörtern, die aus den Online-Angeboten der Tageszeitungen FAZ, SZ, taz und Welt stammen. Diese Medien repräsentieren ein breites politisches Spektrum der Medienlandschaft in Deutschland und gewährleisten eine Vielfalt an Perspektiven (Gür-Şeker 2014, S. 593). Die Texte wurden im Zeitraum vom 1. Januar 2023 bis 29. Februar 2024 gesammelt und gezielt auf das Thema „Pflegenotstand" hin ausgewählt. Die manuelle Auswahl durch die Suchmaschinen der jeweiligen Onlineangebote der Tageszeitungen sichert die Relevanz der Texte für die vorliegende Arbeit: alle behandeln den „Pflegenotstand" als Thema in mindestens einem Absatz. Texte, die das Wort „Pflegenotstand" beinhalten, dieses Kriterium aber nicht erfüllen, wurden ausgeschlossen. Zu beachten ist, dass aufgrund der begrenzten Textmenge nicht der gesamte Diskurs abgedeckt wird, sondern ein spezifischer Teilbereich beleuchtet wird (Banholzer 2022, S. 106).

Zur Analyse wurde das Analysetool AntConc verwendet. Die Texte wurden hierfür in ein einheitliches Format (.txt) übertragen und von irrelevanten Inhalten, wie zum Beispiel Werbung, bereinigt. Es wurde eine Stopwordliste hinzugefügt. Sie beinhaltet Wörter, die bei der Suche störend wirken können. Beispiele hierfür sind „und", „er", „das", „Süddeutsche" usw. Für diese Arbeit sind vor allem die folgenden Funktionen von AntConc von Bedeutung: KWIC (=Keyword in Context; zu Deutsch: Konkordanzen), Kollokationen (Wörter, die häufig zusammen auftauchen), Frequency (erstellt eine Wortliste anhand von Worthäufigkeiten), Cluster (Wörter, die häufig direkt nebeneinander stehen), File View (um ein ganzes Textdokument ansehen zu können) und Keyness (Schlüsselhaftigkeit von Wörtern in Bezug auf einen Vergleichskorpus, in diesem Fall dem Barmer Pflegereport 2023 (Barmer 2023)). Die oben genannten Tools sind im Rahmen dieser Arbeit vor allem für die Untersuchung von Wörtern in Korpora nützlich, da sie Aufschlüsse über ihre Konzepte und Bedeutungen geben können (Schwandt 2021, S. 15). Die Methode des Blended Reading ermöglicht es, quantitative Ergebnisse wie Wortfrequenzen mit qualitativen Interpretationen zu verbinden, um thematische Kategorien zu entwickeln und die Forschungsfragen zu beantworten (Dumm und Niekler 2016, S. 103). Dabei wird stets auf Validität und Nachvollziehbarkeit geachtet, indem die Ergebnisse mit den Originaltexten abgeglichen werden (Stulpe und Lemke 2016, S. 55).

2.4   Ergebnisse und Diskussion

Im Zentrum der ersten Forschungsfrage steht die Frage, wie und mit welchen Bedeutungsnuancen das Schlagwort „Pflegenotstand" im öffentlichen Diskurs verwendet wird. Die Analyse der Wortfrequenzen zeigt, dass das Wort „Pflegenotstand" insgesamt 74-mal im Korpus der Zeitungstexte auftaucht. Besonders häufig findet sich das Wort in festen Wortverbindungen wie „den Pflegenotstand" (22), „der Pflegenotstand" (11), „Pflegenotstand in" (6) oder „einem Pflegenotstand" (5). Die Kollokationsanalyse zeigt zudem, dass „Pflegenotstand" häufig mit dem Adjektiv „schwierig" (4) sowie mit dem Begriff „Begriff" (3) verbunden ist, was darauf hindeutet, dass der Diskurs nicht nur die Problemlage, sondern auch die Definition und Einordnung des Begriffs reflektiert. Synonyme wie „Pflegekrise" oder „Pflegeengpass" tauchen im Korpus gar nicht auf, während „Pflegenot" nur einmal, „Pflegekräftemangel" 19-mal und „Personalmangel" 22-mal verwendet werden. Die Keyness-Analyse, also die Untersuchung der Schlüsselwörter im Vergleich zum Barmer Pflegereport 2023, unterstreicht die zentrale Rolle des Begriffs „Pflegenotstand" (74/0) in der öffentlichen Debatte. Auffällig ist auch die überdurchschnittliche Verwendung personaler Pronomen wie „ich" (575 im Zeitungskorpus, 1 im Barmer Pflegereport), „sei" (168/0), „sagt" (161/0) und „mir" (79/0), was auf eine subjektivere und stärker personalisierte Darstellung des Themas im öffentlichen Diskurs schließen lässt. Im Gegensatz dazu dominieren im Barmer Pflegereport Fachbegriffe wie „Pflegebedürftige" (383 im Report, 27 im Zeitungskorpus), „Pflegegrad" (322/11) oder „Krankheiten" (143/3), die eine stärker sachorientierte und fachliche Perspektive repräsentieren.

Die Frequenzanalyse zeigt, dass der Begriff „Pflegenotstand" im Vergleich zu Synonymen wie „Pflegekrise", „Pflegeengpass" oder „Pflegenot" deutlich häufiger vorkommt (111 vs. 0 bis 1 Nennung). Dies verweist auf seine Schlüsselworthaftigkeit (vgl. Kollokationsanalyse), besonders im Kontrast zum Referenzkorpus, dem Barmer Pflegereport 2023, wo er nicht auftaucht. Eine deutlich größere Rolle als in der wissenschaftlichen Publikation spielt in der öffentlichen Debatte auch der Ort „Klinik(en)" (69 im Korpus/0 im Referenzkorpus), „Geld" (67/0) und Politik („SPD"; 63/0), diese kommen im Pflegereport nicht vor. Dies deutet darauf hin, dass die Medienschaffenden andere Prioritäten in ihrer Berichterstattung setzen als die Forschenden. Dies kann mit den unterschiedlichen Zielgruppen – Laien auf der einen, Profis auf der anderen Seite – erklärt werden. Es gibt auch Begriffe, die in beiden Quellen besonders häufig auftauchen: „Pflege", „Menschen" und „Deutschland". Das bedeutet, dass sie zwar keine Schlüsselworthaftigkeit innehaben, aber in der Thematik äußerst relevant sind. Das Wort wird zudem häufig in Akkusativ-

(„den Pflegenotstand") oder Präpositionskonstruktionen („Pflegenotstand in") verwendet, was auf seine Funktion als Objekt von Debatten oder Maßnahmen hinweist.

Besonders häufig treten laut frequenzbasierter Wortliste Begriffe aus der Kategorie „Personal" auf: „Pflegekräfte", „Pfleger:innen", „Pflegefachkräfte" oder „Pflegepersonal". Diese stehen also im Mittelpunkt der Debatte, ebenso wie „Pflegebedürftige". Sie nehmen damit eine wichtige Stellung im Diskurs ein. Beide Personengruppen können auf die gesellschaftlichen und individuellen Herausforderungen der Pflege hinweisen, sowie auf die Qualität der Versorgung. Auch Orte wie „Pflegeheim/e", „Pflegedienst/e" und Begriffe aus dem Bereich Verwaltung/Versicherung/Politik („Pflegeversicherung", „Pflegereform", „Pflegegrad") werden häufig genannt. Dies zeigt, dass die finanzielle und regulatorische Seite der Pflege ein weiterer großer Diskussionspunkt ist. Diese Begriffe deuten auf Debatten über die Finanzierung der Pflege, gesetzliche Rahmenbedingungen, politische Maßnahmen und Reformen hin. Sie können auch Diskussionen über die Gerechtigkeit und die Wirksamkeit des Pflegesystems umfassen.

Auffällig ist, dass ökonomische Begriffe wie „Euro" vergleichsweise selten vorkommen (77 Nennungen, meist in Verbindung mit „monatlich"), was auf eine eher symbolisch-moralische als strukturell-ökonomische Ausrichtung der Debatte hinweist. Das häufigste Wort im Korpus (bei ausgeschalteter Stopwordliste) ist jedoch das Pronomen „ich" (575 Nennungen), was für Zeitungstexte ungewöhnlich ist. Die Clusteranalyse („ich bin", „ich glaube", „ich weiß" etc.) deutet auf eine subjektive, erfahrungsorientierte Darstellung des Pflegenotstands in der Debatte hin. Im Gegensatz dazu dominiert im Barmer Pflegereport ein sachlicher Stil, der ohne Ich-Bezüge auskommt. Auch für den Referenzkorpus wurden die Schlüsselbegriffe untersucht: Während der öffentliche Diskurs Pflegekräfte in den Fokus rückt und Angehörige sowie weitere Akteur:innen weniger prominent mitdenkt, stellt der Barmer Pflegereport die „Pflegebedürftige:n" (383/27 und 306/36) in den Fokus. Das Wort „Tabelle" (251/0) gibt einen Hinweis auf die wissenschaftliche Ausrichtung der Publikation. Die deutlich häufigere Nennung im Barmer Pflegereport von „Pflegegrad" (322/11) und „Krankheiten" (143/3) im Vergleich zum Pflegenotstand-Korpus bestätigt auf der einen Seite die Vermutung, dass die zu Pflegenden mit ihren Bedürfnissen und Problemen im Fokus stehen. Auf der anderen Seite verdeutlicht dieser Fund, dass bestimmte Themen wie die zwei genannten im öffentlichen Diskurs nahezu ausgeblendet werden. Womöglich handelt es sich bei Pflegegraden und Krankheiten um unangenehme Themen, die Journalist:innen ungern mitdenken. Die Abwesenheit der Themen Pflegegrade und Krankheiten im Pflegenotstand-Korpus könnten darauf hindeuten, dass die Menschen sich nicht gern damit beschäftigen, da es sie mit ihrer eigenen Verletzlichkeit in Verbindung bringt.

Die Ergebnisse zeigen zudem, dass der Begriff „Pflegenotstand" als emotional aufgeladene Metapher eingesetzt wird. Im Vergleich zum rational-sachlichen Sprachgebrauch im Barmer Pflegereport („Pflegebedürftige": 383/27 Nennungen) zeigt sich, dass die öffentliche Debatte eher auf persönliche Betroffenheit abzielt. Auch Begriffe wie „Kliniken", „Geld" oder „SPD" treten im journalistischen Diskurs auf, aber nicht im Referenztext. Die journalistische Perspektive orientiert sich demnach stärker an tagesaktuellen politischen und emotionalen Reizthemen.

Die zweite Forschungsfrage bezieht sich auf die im Diskurs angebotenen Lösungsmöglichkeiten zur Bewältigung des Pflegenotstands. Hierzu wurden verschiedene Stichwörter auf ihre Häufigkeit im Korpus untersucht. Besonders häufig genannt werden Begriffe, die auf Ausbildung (94), Versicherung (52), familiäre Aspekte (38) und Belastung (32) hinweisen. Auch Themen wie Kommunikation (24), Beratung (20), Modell (18), Robotik (18), Ausländer (15), Forschung (14), Akademisierung (12), Digitalisierung (11), Ehrenamt (11), Vernetzung (6), Reha (6), Prävention (5), Bewerber (4), Ressourcen (4), Vereinbarkeit (3), Intelligenz/KI (2) werden angesprochen, allerdings mit deutlich geringerer Frequenz. Einige innovative oder wissenschaftsbasierte Lösungsansätze wie „Pflegewissenschaft", „E-Learning", „Bachelor", „Altersbild" oder „Stereotyp" tauchen im Korpus überhaupt nicht auf (jeweils 0 Nennungen). Dies deutet darauf hin, dass der öffentliche Diskurs vor allem klassische und unmittelbar greifbare Lösungsvorschläge thematisiert, während langfristige oder strukturelle Veränderungen bislang weniger Berücksichtigung finden. Die Analyse von Kontexten rund um Begriffe wie „lös*", „bewältig*" oder „erfüll*" ergab insgesamt 36 relevante Kontexte, in denen Lösungsansätze thematisiert werden.

Die Analyse zeigt, dass konkrete Lösungsvorschläge im Diskurs selten benannt werden. Das Suchwort „lös*" taucht 14-mal auf, meist im Zusammenhang mit vagen Aussagen („Geld allein löst unsere Probleme nicht"). Konkrete Vorschläge wie „Viertagewoche", „mehr Geld", „eigene Krankenpflegeschule" erscheinen vereinzelt, werden aber selten weiter ausgeführt. Vielfach wird betont, dass Lösungen nicht einfach seien, oder die Verantwortung wird an Politik und Verwaltung delegiert. Die Analyse einzelner Lösungsvorschläge nach Kategorien ergibt, dass vor allem „Ausbildung" (94 Nennungen) als Thema präsent ist. Weitere Begriffe wie „Digitalisierung", „Pflegewissenschaft" oder „E-Learning" kommen hingegen gar nicht oder nur vereinzelt vor.

Auch die Robotik wird 18-mal erwähnt. Sie dient in den Erwähnungen allerdings nicht als realistische derzeitige Lösung, sondern als ferne Zukunftsvision. Eher loten die Medienschaffenden aus, zu was ein Roboter in Zukunft in der Lage sein wird: „Ein Roboter, der besser kellnert als ein Mensch", „auch die Pflege-roboterentwicklung ist leider noch nicht so weit gediehen". Auch „Versicherung" (52 Nennungen) und Varianten wie „Bürgerversicherung" oder „Pflegezusatzversicherung" werden thematisiert, wobei unklar bleibt, welche Modelle bevorzugt werden. Kommunalpolitik erscheint ebenfalls als wichtiger Akteur (24 Nennungen), etwa beim Bau von Pflegeimmobilien oder in der Etablierung von Senior:innenämtern.

Angehörige und Familienpflege werden mit gemischten Bewertungen diskutiert, wie ein Blick in die KWIC-Zeilen verrät: Einerseits wird die familiäre Pflege als Stärkung der Gesellschaft gepriesen: Einige Akteur:innen sprechen sich aus für die „Vereinbarkeit von Familie und dem Beruf", für die „Stärkung der Familien und des gesellschaftlichen Zusammenhalts", den „familienfreundlich" gestalteten Zuzug von Angehörigen. Gelobt wird „die Stärke der Familien, die diese schreckliche Situation so gut meistern". Andererseits verhandeln sie auch die Belastung, die vor allem Frauen trifft: „Wenn Frauen gezwungen sind, ihre Familien zu pflegen, sind sie nicht mehr frei" sowie „die Frauen in den Familien können und wollen das aber nicht so leisten". Dies zeigt zum einen eine Gespaltenheit in der öffentlichen Debatte: Zum anderen wird ein (Teil-)Lösungsweg aus der Pflegekrise deutlich, der aber zu Lasten einer bestimmten Personengruppe geht, und zwar den Frauen. Der Genderaspekt wird dabei immer wieder kritisch benannt, Männer spielen in diesem Kontext kaum eine Rolle. Stattdessen behandeln die Journalist:innen im Zusammenhang mit „Männern" Themen wie den Gender-Care-Gap oder den Männeranteil in Pflegeberufen. Klischeehaft tauchen unter anderem in Bezug auf das Wort „Männer" Karrierewege auf: „weil sich zwei Männer um das Amt des Ministerpräsidenten bewarben", „Einer der Männer war bis vor Kurzem Manager bei einer Bank". Immerhin ein Beispiel zeigt eine sich andeutende Neuerung in dieser Hinsicht: „immer mehr Männer fragen Teilzeit an".

Themen wie Beratung (20 Nennungen), Vernetzung (6), Prävention (5) und Bildung werden zwar angesprochen, spielen aber im Diskurs nur eine untergeordnete Rolle. Es kann also davon ausgegangen werden, dass sie lediglich wenigen Autor:innen als ein Teilstück der Lösung bekannt sind, nicht aber die Lösung des Pflegenotstands selbst sind. Dies steht im Kontrast zur wissenschaftlichen Diskussion, die hier größere Potenziale sieht. Zeitlich wird die Problematik oft in die Vergangenheit verortet („vergangenen Jahren", „seit Jahren"), seltener werden hingegen Zukunftsperspektiven benannt. Der Diskurs scheint somit retrospektiv und problemorientiert – nicht lösungs- oder zukunftsorientiert.

Die dritte Forschungsfrage untersucht, welche Akteur:innen im Diskurs eine Stimme erhalten und wie über sie gesprochen wird. Die Auswertung der Wortfrequenzen zeigt, dass vor allem Personenbezeichnungen wie „ich" (575),

„Menschen" (199), „Patienten" (144), „Pflegekräfte" (156) und „Personal" (86) häufig vorkommen. Bestimmte Berufsgruppen innerhalb des Pflegebereichs, wie Betreuungskräfte (0), Hauswirtschafter:innen (1), Hausmeister:innen (0), Heimleiter:innen (0), Stationsleiter:innen (2) und Helfer:innen (je 2), werden hingegen kaum oder gar nicht erwähnt. Auch Auszubildende finden trotz häufiger Nennung des Begriffs „Ausbild*" (94) nur selten explizit Erwähnung (21-mal als „Azubis"/ „Auszubildende"/„Azubi"). Angehörige tauchen insgesamt 45-mal auf, Politiker:innen 9-mal, Regierungsorganisationen 49-mal, kommunale Bezüge 13-mal, Gewerkschaften 11-mal, Kassen 24-mal, Forscher:innen 7-mal und Migrant:innen 3-mal. Auffällig ist die häufige Nutzung des Pronomens „ich", das in Kombinationen wie „ich bin" (19), „ich glaube" (13), „ich mir" (9), „ich weiß" (7), „würde" (7), „finde" (6), „wollte" (6), „denke" (5), „kenne" (5), „arbeite" (4), „frage" (4), „fühle" (4), „hab" (4) auftritt. Dies unterstreicht die subjektive Färbung des Diskurses. Zudem fällt auf, dass 32 Wörter mit „personal" beginnen und auf verschiedenste Bereiche wie „Personalverantwortung", „Personalwohnung" oder „Personalangelegenheiten" hinweisen.

Die Analyse zeigt weiterhin, dass vor allem Betroffene – Pflegekräfte, Patient:innen, Angehörige – zu Wort kommen. Das Pronomen „ich" (575 Nennungen) deutet auf eine Vielzahl persönlicher Perspektiven hin. Die Diskursteilnehmer:innen berichten außerdem über ihre Gefühle, Sorgen und Handlungen (z. B. „ich arbeite", „ich fühle", „ich glaube"), was auf eine hohe emotionale Dichte des Diskurses hindeutet. Die häufige Verwendung von Pronomina ist zwar im Rahmen von Meinungstexten üblich, in dieser hohen Dichte aber scheint die Verwendung ungewöhnlich – vor allem, da die Anzahl der Meinungstexte im Korpus deutlich unter der der nachrichtlichen Texte liegt. Dies bringt Pflege wieder in einen persönlichen Kontext, was den Zeitungstexten zuträglich ist. Dieser Kontext aber spricht dem Beruf ein Stück weit seine Professionalität ab, da der Fokus auf dem Fühlen liegt und nicht in der Bearbeitung wichtiger Aufgaben, wie sie die Pflege nun einmal darstellt.

Pflegekräfte und Patient:innen werden vergleichsweise häufig genannt, Angehörige hingegen seltener. Wenn Angehörige erwähnt werden, dann meist im Kontext von Überforderung, Leid oder schwierigen Lebensumständen. Die familiäre Pflege wird überwiegend kritisch gesehen – anders als in der wissenschaftlichen Debatte, wo sie als potenzieller Lösungsansatz gilt. Es gibt häufige Kollokationen zu „*gehörige*" (45), die auf Pflege durch Angehörige (seltener: Zugehörige) in der eigenen Häuslichkeit hindeuten: „Pflegebedürftige/n" (10), „Hause" (4), „derzeit" (4), „Pflegedienst" (4), „Wäsche" (3), „professionellen" (3). Wenn sie doch erwähnt werden, geht es in den KWIC-Zeilen häufig um die Situation sowohl der Laienpflegenden als auch um die im Heim lebendenden Menschen.

Ihre Lage wird in den KWIC-Zeilen in der Regel negativ beschrieben: zum Beispiel „Leidtragende sind Pflegebedürftige und ihre Angehörigen, die verzweifelt einen Heimplatz suchen", „die meisten berufstätigen Angehörigen können nicht so häufig zu Besuch kommen", „[…] die Wäsche vieler Heimbewohner [wird] von den Angehörigen zu Hause gewaschen, weil sich damit Geld sparen ließ". Zum Schlagwort wird hier die „Belastung" und dadurch bedingt notwendige Unterstützung, sowohl im Bereich der Verrichtungen als auch finanziell. Diese Hilfen sind schwierig zu bekommen und oft kostspielig („[…] völlig verzweifelten Menschen, die keinen Platz für ihre Angehörigen fänden. ,Es ist wirklich ein Drama.'").

Auffällig ist außerdem die häufige Nennung des Begriffs „Mensch" (199 Nennungen), der mit Begriffen wie „jung" und „leben" kollokiert. Dies verweist auf eine humanistische, lebensnahe Ausrichtung des Diskurses. Dennoch werden „alte Menschen" vergleichsweise selten genannt, was darauf hinweist, dass das Thema Altern selbst nicht prominent thematisiert wird.

Politiker:innen und Vertreter:innen aus Verwaltung und Versicherung werden zwar erwähnt, treten aber seltener aktiv im Diskurs auf. Zwar wird der seinerzeitige Gesundheitsminister Karl Lauterbach häufig genannt, aber meist in Zusammenhang mit Krankenhaus- und nicht mit Pflegereformen. Der Begriff „Reform" erscheint positiver konnotiert als „Pflegenotstand" und suggeriert eher Lösungsorientierung. Das lässt die Idee zu, dass der „Pflegenotstand" in diesen Kontexten zum Stigmawort wird: Es wird zur pejorativen Kennzeichnung des Konzepts, für dass es keine einfache Lösung gibt, wohingegen die „Reformen" lösungsorientierter zu sein scheinen. In dieser Gegenüberstellung wird deutlich, dass der „Pflegenotstand" in diesem Fall als Stigmawort, ansonsten aber als Schlüsselwort genutzt wird – je nachdem, welche Ideologien zum Tragen kommen. Als Schlüsselwort betont der Begriff Themen wie soziale Gerechtigkeit, Neoliberalismus und Humanitarismus. Der Begriff soziale Gerechtigkeit kommt dann zum Tragen, wenn auf Missstände und die Notwendigkeit von Reformen im Pflegesystem hingewiesen wird.

Ein weiteres Ergebnis ist, dass viele relevante Berufsgruppen – etwa Hauswirtschafter:innen, Betreuungskräfte, Heimleitungen – im Diskurs gar nicht vorkommen. Auch Auszubildende sind unterrepräsentiert, obwohl „Ausbildung" als Thema häufig angesprochen wird. Der Fokus liegt stark auf dem Mangel an Pflegefachpersonal, weniger auf unterstützenden Berufsgruppen, die ebenfalls Teil der Lösung sein könnten und womöglich leichter als neue Pflegefachkräfte geworben werden könnten. Der häufige Gebrauch des Präfixes „Personal-" (z. B. Personalverantwortung, Personalpolitik) zeigt zudem, dass Personalmanagement als Thema präsent ist. Gleichzeitig verweist dies auf eine professionelle Perspektive in Teilen des Diskurses.

2.5   Handlungsempfehlungen

Aktuell besteht eine Diskrepanz zwischen dem Fachdiskurs und der öffentlichen Wahrnehmung, was unter anderem auch die Diskussion an Lösungsmöglichkeiten einschränkt. Die Kommunikation innovativer und zukunftsorientierter Konzepte aus den Pflegewissenschaften, und auch rund um Digitalisierung und E-Learning, könnte ein ganz neues Bild des Berufsstandes zeichnen als die aktuelle problembehaftete Debatte. Hier sollte die öffentliche Berichterstattung vermehrt gezielt lösungsorientierte Schwerpunkte legen. In der Folge könnte die Arbeit auch dabei helfen, neue Strategien für die Selbstdarstellung der Pflegebranche zu erarbeiten. Dies gilt nicht nur für die externe, sondern auch für die interne Kommunikation. Ganz konkret ließen sich beispielsweise auch Stellenangebote so formulieren, dass mit der Umsetzung und Anwendung innovativer und zukunftsorientierter Konzepte geworben wird und so potentielle Bewerber:innen gezielt angesprochen werden.

Deutlich wurde zudem, dass der Diskurs in den Medien eher emotional, subjektiv und persönlich geführt wird. Dies bildet die Profession der Pflege nur unzureichend ab. Hier sind vor allem berufspolitisch aktive Pflegende gefragt, die Profession Pflege auch in der Außenwirkung nachhaltig zu forcieren, was unter anderem durch Medien geschieht. Die Verantwortung für Lösungsmöglichkeiten alleine bei der Politik und der Verwaltung zu sehen, greift ebenfalls zu kurz. Vielmehr sollten Pflegekräfte als größte Berufsgruppe im Gesundheitswesen begreifen, dass sie entscheidend daran mitwirken können die Zukunft zu gestalten, sei es in Form von berufspolitischer Aktivität und/oder dem Einbringen evidenzbasierter und zukunftsorientierter Lösungen.

2.6   Fazit

Die vorliegende Arbeit beschäftigte sich mit dem öffentlichen Diskurs um den Pflegenotstand. Die Analyse lässt Schlüsse auf die Darstellungen von Pflegekräften, den zu Pflegenden und den Bedingungen in der Branche zu. Dabei wird sowohl die menschliche Seite, also die der Mitarbeitenden, der zu Pflegenden und deren Angehörigen beleuchtet als auch die strukturelle Ebene gezeigt. Durch die Korpusanalyse kann festgestellt werden, dass der Begriff „Pflegenotstand" in verschiedenen ideologischen Kontexten verwendet wird – oft als Schlüsselwort, um auf die Probleme hinzudeuten, aber in gewissen Kontexten auch als Stigmawort, um Personen positiv hervorzuheben. Häufig steht er in Verbindung mit Forderungen nach sozialer Gerechtigkeit und Kritik an bestehenden politischen und wirtschaftlichen Strukturen. Die Analyse kann dazu beitragen, die öffentliche Meinung und die zugrunde liegenden ideologischen Motive besser zu verstehen, die den Diskurs über den Pflegenotstand prägen. Unter anderem funktioniert dies über die sprachlichen Auffälligkeiten. Um diese in Details herauszuarbeiten, wurden drei Forschungsfragen gestellt und beantwortet. Die erste bezog sich auf die Nutzung des Wortes Pflegenotstand im Diskurs im Hinblick auf ihre Konnotationen und Beziehungen zu weiteren Wörtern im Text. Heraus kam, dass das Wort zum Schlüsselwort geworden ist, da es im Vergleich zu seinen (Teil-)Synonymen (wie zum Beispiel Pflegekräftemangel) ein breiteres Spektrum abdeckt: Es bezieht nicht nur die Herausforderungen der Pflegekräfte, sondern auch der zu Betreuenden, der Angehörigen usw. mit ein. Individuelle und gesellschaftliche Herausforderungen werden dadurch ebenfalls transportiert. Dabei steht stets das Menschliche im Vordergrund, während mögliche finanzielle Probleme des Gesundheitssystems ausgeklammert werden. Der Pflegenotstand wird dabei oft als Objekt von Maßnahmen, Diskussionen oder Berichten dargestellt. Ergänzt wird der Pflegenotstand in der Keyness-Analyse durch das Wort „Arbeit": Diese Kombination betont, dass der Mangel an Pflegekräften die zentrale Sorge rund um den Pflegenotstand ist.

Dies spiegelt sich in den Ergebnissen zur zweiten Forschungsfrage, die sich mit Lösungsmöglichkeiten auseinandersetzt, wider. Einig sind sich die Medienschaffenden, dass Handlungsoptionen von der Politik – vor allem auch der Kommunalpolitik –, auch im Hinblick auf Pflegeversicherungen, geliefert werden müssen. Diese werden eher auf einer Meta-Ebene diskutiert: Wer ist verantwortlich? Wer muss wie handeln? Es werden zwar auch konkrete Lösungsvorschläge genannt, jedoch eher vereinzelt und als Teil des Problems, nicht als Gesamtlösung. Die mögliche Rolle der familialen Pflege scheint dabei ungeklärt und das Thema für die Journalist:innen eher unbeliebt. Insgesamt zeigt sich, dass viele Ideen aus der Wissenschaft noch nicht den Weg in den öffentlichen Diskurs gefunden haben und entsprechend nicht diskutiert werden.

Diskutiert werden diese Thematiken in den Texten vor allem vom Pflegepersonal selbst, den Pflegebedürftigen sowie zu einem geringeren Anteil auch den An- und Zugehörigen. Politiker:innen und Entscheidungstragende erhalten in geringerem Ausmaß eine Stimme, andere Berufsgruppen treten gar nicht in Erscheinung. Dies wurde durch die dritte Forschungsfrage ersichtlich, die sich mit den Akteur:innen beschäftigt. Auffällig ist, dass viele Menschen tatsächlich zu Wort kommen: Darauf deutet die häufige Nutzung des Pronomens „ich" hin. Es lässt vermuten, dass der Diskurs von den Akteur:innen durch persönliche Meinungen, Erfahrungen und Gefühlen geprägt ist.

Was die vorliegende Arbeit nicht leisten kann, ist die sogenannten blinden Flecken der Debatte aufzudecken. Dies ist der Methode geschuldet: Text Mining zählt nur die sichtbarsten und häufigsten Phänomene auf. Dies führt dazu, dass gesellschaftliche Randgruppen, die in den Texten unterrepräsentiert sind, nicht mitgedacht werden. Speziell im Rahmen dieser Analyse fiel auf, dass Migrant:innen nur am Rande vorkommen und wenn, dann überhaupt nur im Sinne der Arbeitsmigration. Die spezifischen Diskurse rund um den Pflegenotstand in Bezug auf zu Pflegende mit migrantischem Hintergrund, mit Behinderung oder queerer Geschlechtsidentität beispielsweise können daher nur sehr reduziert mit dieser Vorgehensweise untersucht werden. Interessant wäre daher, qualitative Analysen zu diesen Themen durchzuführen. Denkbar wäre auch, einen Referenzkorpus zu erstellen, dass sich explizit mit bestimmten Randgruppen beschäftigt. Dadurch könnten die Ergebnisse um jene Perspektiven erweitert werden. Auch der Einsatz unterschiedlicher Referenzkorpora, zum Beispiel mit Texten aus der Boulevardpresse, könnte spannende Inhalte liefern. Dadurch könnten Ergebnisse darüber gewonnen werden, wie unterschiedliche Lesendengruppen anzusprechen sind, um sie für die Themen des Pflegenotstands zu sensibilisieren.

Was Sie aus diesem *essential* mitnehmen können

- Wie Altersbilder die Versorgung im Gesundheitswesen beeinflussen.
- Die Relevanz zwischen Alter und Krankheit zu unterscheiden, um Diskriminierungen im Gesundheitswesen zu vermeiden.
- Wie der Begriff Pflegenotstand für Diskurse in den Medien genutzt wird.
- Anregungen zur Selbstreflexion hinsichtlich der Gestaltung von gesellschaftlichen Diskursen zur Pflege als auch den Bildern von Pflegenden und älteren Menschen sowie den Wirkungen dieser Bilder auf das pflegerische Handeln.

M. Stagge et al., *Altersbilder und Pflegenotstand*, essentials, https://doi.org/10.1007/978-3-662-72910-6

Literatur

Azad, S. & Rabe, C. (2024). Die Macht der Sprache macht verantwortlich. *Die Mediation, 12* (45). S. 32–34.

Banholzer, V. (2022). Repolitisierung des Journalismus – Rollen und Aufgaben in einer agonalen Demokratie. *Medien & Kommunikationswissenschaft, 70* (1–2). 97–117. DOI: https://doi.org/10.5771/1615-634X-2022-1-2-97

Barmer (2023). *Barmer Pflegereport 2023. Pflegebedürftige im Krankenhaus.* https://www.barmer.de/resource/blob/1247448/7532f52aba867d21712439e492c675b4/dl-pflegereport-2023-data.pdf

Bartig, S., Kalkum, D., Le, H. M. & Lewicki, A. (2021). *Diskriminierungsrisiken und Diskriminierungsschutz im Gesundheitswesen – Wissensstand und Forschungsbedarf für die Antidiskriminierungsforschung.* Antidiskriminierungsstelle des Bundes. https://www.antidiskriminierungsstelle.de/SharedDocs/downloads/DE/publikationen/Expertisen/diskrimrisiken_diskrimschutz_gesundheitswesen.html

Basturk, M. & Solpan, N. O. (2022). Effect of Nurses` Attitudes on Care Behaviour to Elderly Individuals. *International Journal of Caring Sciences, 15*(3), 1920–1932. www.internationaljournalofcaringsciences.org

Ben-Harush, A., Shiovitz-Ezra, S., Doron, I., Alon, S., Leibovitz, A., Golander, H., Haron, Y., & Ayalon, L. (2017). Ageism among physicians, nurses, and social workers: findings from a qualitative study. *European Journal of Aging, 2017*(14), 39–48. https://doi.org/10.1007/s10433-016-0389-9

Bertelsmann-Stiftung (2012). *Themenreport Pflege 2030. Was ist zu erwarten – was ist zu tun?* https://www.bertelsmann-stiftung.de/fileadmin/files/BSt/Publikationen/GrauePublikationen/GP_Themenreport_Pflege_2030.pdf

Beyer, A.-K., Wurm, S. & Wolff, J. K. (2017). Älter werden – Gewinn oder Verlust? Individuelle Altersbilder und Altersdiskriminierung. In K. Mahne, J. K. Wolff, J. Simonson & C. Tesch-Römer (Hrsg.), *Altern im Wandel. Zwei Jahrzehnte Deutscher Alterssurvey (DEAS)*(S. 329–345). Springer. https://doi.org/10.1007/978-3-658-12502-8

Bulut, E. & Çilingir, D. (2016). Attitudes of surgical nurses towards the elderly. *Turkish Journal of Geriatrics, 19*(4), 253–259. http://geriatri.dergisi.org/content.php?id=79

Bundesarbeitsgemeinschaft der Seniorenorganisationen (BAGSO 2024). *Pflegezeit analog zur Elternzeit. Empfehlungen des Beirats der Bundesregierung schnell umsetzen.* https://www.bagso.de/themen/pflege/angehoerige/pflegezeit-analog-zur-elternzeit/

Bundesministerium für Gesundheit (BMG) (2022). *Endbericht zur Studie „Arbeitsplatzsituation in der Akut- und Langzeitpflege und Ermittlung sowie modellhafte Implementierung von Indikatoren für gute Arbeitsbedingungen in der Langzeitpflege" Los 1: Analyse, Befragungen und Maßnahmenempfehlungen zum Pflegearbeitsplatz der Zukunft im Auftrag des Bundesministeriums für Gesundheit.* https://www.bundesgesundheitsministerium.de/fileadmin/Dateien/3_Downloads/K/Konzertierte_Aktion_Pflege/Abschlussbericht_Studie_Arbeitsplatzsituation_in_der_Akut-_und_Langzeitpflege_Los-1_barrierefrei.pdf

Bundesministerium für Familie, Senioren, Frauen und Jugend. (2010). *Sechster Bericht zur Lage der älteren Generation in der Bundesrepublik Deutschland – Altersbilder in der Gesellschaft.* https://www.bmfsfj.de/bmfsfj/aktuelles/alle-meldungen/sechster-altenbericht-veroeffentlicht-altersbilder-in-der-gesellschaft-77896

Bundesregierung (2010). *Eine neue Kultur des Alterns: Altersbilder in der Gesellschaft. Erkenntnisse und Empfehlungen des Sechsten Altersberichts.* https://www.bmfsfj.de/resource/blob/93190/37cc62a3c0c978034dcdc430432c655a/6%2D%2Daltenbericht-eine-neue-kultur-des-alterns-data.pdf

Butler, R. N. (1969). Age-Ism: Another Form of Bigotry. *The Gerontologist, 9*(4), 243–246. https://doi.org/10.1093/geront/9.4_Part_1.243

Chang, E.-S., Kannoth, S., Levy, S., Wang, S.-Y., Lee, J. E., & Levy, B. R. (2020). Global reach of ageism on older persons' health: A systematic review. *PLoS ONE, 15*(1), 1–24. https://doi.org/10.1371/journal.pone.0220857

Chhetri, A. & Kanawati, N. (2021). *"What can you expect at your age?!" An Investigation of Recent Experiences of Age Discrimination by Older Adults Accessing Health Care. Australian Women's Health Alliance.* https://australianwomenshealth.org/resource/what-can-you-expect-at-your-age-an-investigation-of-recent-experiences-of-age-discrimination-by-older-adults-accessing-health-caret/

Chrisler, J. C., Barney, A., & Palatino, B. (2016). Ageism can be Hazardous to Women's Health: Ageism, Sexism, and Stereotypes of Older Women in the Healthcare System. *Journal of Social Issues, 72*(1). 86–104. https://doi.org/10.1111/josi.12157

Cooney, C., Minahan, J., & Siedlecki, K. L. (2021). Do Feelings and Knowledge About Aging Predict Ageism? *Journal of Applied Gerontology, 40*(1), 28–37. https://doi.org/10.1177/0733464819897526

Crystal, D. (2010). *Die Cambridge Enzyklopädie der Sprache.* Haffmanns und Tolkemit.

Cuddy, A. J. C. & Fiske, S. T. (2002). Doddering but Dear: Process, Content, and Function in Stereotyping of Older Persons. In T. Nelson (Hrsg.), *Ageism: Stereotyping and Prejudice Against Older Persons* (S. 3–26). MIT Press. https://doi.org/10.7551/mitpress/1157.001.0001

Çürük, G. N. & Özgül, E. (2022). Attitudes of oncology nurses regarding ageism. *Supportive Care in Cancer, 2022*(30), 5441–5447. https://doi org/10.1007/s00520-022-06912-y

Deasey, D., Kable, A., & Jeong, S. (2014). Influence of nurses` knowledge of aging and attitudes towards older people on therapeutic interactions in emergency care: A literature review. *Australasian Journal on Ageing, 33*(4), 229–236. https://doi.org/10.1111/ajag.12169

Digitales Wörterbuch der deutschen Sprache (DWDS, n.d.-a.). *DWDS – Verlaufskurven – Basis: DWDS-Zeitungskorpus. Pflegenotstand-Verlaufskurve.* https://www.dwds.de/r/plot/?view=1&corpus=zeitungenxl&norm=date%2Bclass&smooth=spline&genres=0&grand=1&slice=1&prune=0&window=0&wbase=0&logavg=0&logscale=0&xrange=1946%3A2024&q1=Pflegenotstand

Digitales Wörterbuch der deutschen Sprache (DWDS, n.d.-b). *Pflegenotstand, der.* https://www.dwds.de/wb/Pflegenotstand?o=pflegenotstand

Dikken, J., Hoogerduijn, J. G., Lagerwey, M. D., Shortridge-Bagget, L., Klaassen, S., & Schuurmans, M. J. (2017). Measurement of nurses` attitudes and knowledge regarding acute car older patients: Psychometrics of the OPACS-US combined with the KOP-Q. *Geriatric Nursing, 2017*(38), 393–397. https://doi.org/10.1016/j.gerinurse.2017.01.001

Dumm, S. & Niekler, A. (2016). Methoden, Qualitätssicherung und Forschungsdesign. Diskurs- und Inhaltsanalyse zwischen Sozialwissenschaften und automatischer Sprachverarbeitung. In M. Lemke & G. Wiedemann (Hrsg.), *Text Mining in den Sozialwissenschaften: Grundlagen und Anwendungen zwischen qualitativer und quantitativer Diskursanalyse* (S. 89–116). Springer.

Ehlich, K. (1994). Funktionen und Struktur schriftlicher Kommunikation. In H. Günther & O. Ludwig (Hrsg.), *Schrift und Schriftlichkeit. Writing and Its Use. 1. Halbband* (S. 18–41). De Gruyter.

Fertelli, T. K. & Okul, E. B. (2024). Relationship Between the Attitudes of Nurses Towards Older People and their Compassion Levels. *Aging International, 2024*(49), 498–511. https://doi.org/10.1007/s12126-024-09556-x

Fiske, S. T., Cuddy, A. J., Glick, P., & Xu, J (2002). A Model of (Often Mixed) Stereotype Content: Competence and Warmth Respectively Follow From Perceived Status and Competition. *Journal of Personality and Social Psychology, 82*(6), 878–902. https://doi.org/10.1037/0022-3514.82.6.878

Fuchs, J., Gaertner, B., Perlitz, H., Kuttig, T., Klingner, A., Baumert, J., Hüther, A., Kuhnert, R., Wolff, J. & Scheidt-Nave, C. (2023). Studie zur Gesundheit älterer Menschen in Deutschland (Gesundheit 65+): Zielsetzung, Konzeption und Durchführung. *Journal of Health Monitoring, 8*(3), 66–90. https://doi.org/10.25646/11662

Gaertner, B., Scheidt-Nave, C., Koschollek, C. & Fuchs, J. (2023). Gesundheitliche Lage älterer und hochaltriger Menschen in Deutschland: Ergebnisse der Studie 65+. *Journal of Health Monitoring, 8*(3), 7–31. https://doi.org/10.25646/11564

Giles, H. & Gasiorek, J. (2011). Intergenerational Communication Practices. In K. Warner Schaie & S. L. Willis (Hrsg.), *Handbook of the Psychology of Aging* (7. Aufl., S. 233–262). https://doi.org/10.1016/C2009-0-01966-7

Gür-Şeker, D. (2015). Das Wort im Diskurs. In U. Haß & P. Storjohann (Hrsg.), *Handbuch Wort und Wortschatz* (S. 77–101). De Gruyter.

Gür-Şeker, D. (2014). Zur Verwendung von Korpora in der Diskurslinguistik. In J. Angermuller (Hrsg.), *Kompendium der interdisziplinären Diskursforschung* (S. 583–603). transcript.

Haddock, G. & Maio, G. R. (2014). Einstellungen. In K. Jonas, W. Stroebe & M. Hewstone (Hrsg.), *Sozialpsychologie* (6. Aufl., S. 197–230). Springer. https://doi.org/10.1007/978-3-642-41091-8

Hanson, R. M. (2014). „Is elderly care affected by nurse attitudes?" A systematic review. British Journal of Nursing, 23(4), 225–229. https://doi.org/10.12968/bjon.2014.23.4.225

Heppner, H. (2021): Digitalisierung in der Geriatrie – vom Hörgerät zum Pflegeroboter. In MMW – *Fortschritte der Medizin, 13* (163). S. 23–24.

Higashi, R. T., Tillack, A. A., Steinman, M., Harper, M., & Johnston, C. B. (2012). Elder care as "frustrating" and "boring": understanding the persistence of negative attitudes toward older patients among physicians-in-training. *Journal of Aging Studies, 26*(4), 476–483. https://doi.org/10.1016/j.jaging.2012.06.007

Ishikawa, M. (2023). Internalization of negative societal views on old age into self-perceptions of aging: exploring factors associated with self-directed ageism. *Frontiers in Sociology, 2023*(8), 1–12. https://doi.org/10.3389/fsoc.2023.1291325

Iversen, T. N., Larsen, L., & Solem, P. E. (2009). A conceptual analysis of Ageism. *Nordic Psychology, 61*(3), 4–22. https://doi.org/10.1027/1901-2276.61.3.4

Jeyasingam, N., McLean, L., Mitchell, L., & Wand, A. P. F. (2023). Attitudes to aging amongst health care professionals: a qualitative systematic review. *European Geriatric Medicine, 2023*(14), 889–908. https://doi.org/10.1007/s41999-023-00841-7

Kagan, S. H. (2017). Breaking the real language barrier in care for older people. *International Journal of Older People Nursing, 12*(2), 1. https://doi.org/10.1111/opn.12155

Kearney, N., Miller, M., Paul, J., & Smith, K. (2000). Oncology healthcare professionals` attitudes toward elderly people. *Annals of Oncology, 2000*(11), 599–601. https://doi.org/10.1023/a:1008327129699

Kessler, E.-M. & Warner, L. M. (2023). *Age_ismus. Altersbilder und Altersdiskriminierung in Deutschland.* Antidiskriminierungsstelle des Bundes. https://www.antidiskriminierungsstelle.de/SharedDocs/downloads/DE/publikationen/Expertisen/altersbilder_lang.html?nn=305458

Kühnert, S. & Ignatzi, H. (2019). *Soziale Gerontologie. Grundlagen und Anwendungsfelder.* Kohlhammer.

Lampersberger, L. M., Schüttengruber, G., & Lohrmann, C. (2022). Nurses` perspectives on caring for and attitudes towards adults aged eighty years and older. *Scandinavian Journal of Caring Sciences, 37*(2), 458–471. https://doi.org/10.1111/scs.13127

Lan, X., Chen, Q., & Yi, B. (2019). Attitude of Nurses Toward the Care of Older Adults in China. *Journal of Transcultural Nursing, 30*(6), 597–602. https://doi.org/10.1177/1043659619848056

Lemke, M. & Wiedemann, G. (2016). *Text Mining in den Sozialwissenschaften: Grundlagen und Anwendungen zwischen qualitativer und quantitativer Diskursanalyse.* Springer.

Levy, B. R. (2003). Mind Matters: Cognitive and Physical Effects of Aging Self-Stereotypes. *Journal of Gerontology: Series B, 58*(4), 203–211. https://doi.org/10.1093/geronb/58.4.P203

Levy, B. R. (2009). Stereotype Embodiment. A Psychosocial Approach to Aging. Current Directions in Psychological Science, *18*(6), 332–336. https://doi.org/10.1111/j.14678721.2009.01662.x

Levy, B. R. (2017). Age-Stereotype Paradox: Opportunity for Social Change. *The Gerontologist, 57*(2), 118–126. https://doi.org/10.1093/geront/gnx059

Levy, B. R., Hausdorff, J. M., & Hencke, R. (2000). Reducing Cardiovascular Stress With Positive Self-Stereotypes of Aging. *The Journals of Gerontology: Series B, 55*(4), 205–213. https://doi.org/10.1093/geronb/55.4.P205

Levy, B. C., Slade, M. D., Kunkel, S. R., & Kasl, S. V. (2002): Longevity increased by positive self-perceptions of aging. *Journal of Personality and Social Psychology, 83*(2), 261–270. https://doi.org/10.1037/0022-3514.83.2.261

Levy, B. R. & Myers, L. M. (2004). Preventive health behaviors influenced by self-perceptions of aging. *Preventive Medicine, 2004*(39), 625–629. https://doi.org/10.1016/j.ypmed.2004.02.029

Levy, B. R., Zonderman, A. B., Slade, M. D., & Ferrucci, L. (2009). Age Stereotypes Held Earlier in Life Predict Cardiovascular Events in Later Life. *Psychological Science, 20*(3), 296–298. https://doi.org/10.1111/j.1467-9280.2009.02298.x

Levy, B. R., Slade, M. D., Murphy, T. E., & Gill, T. M. (2012). Association Between Positive Age Stereotypes and Recovery From Disability in Older Persons. *JAMA, 308*(19), 1972–1973. https://doi.org/10.1001/jama.2012.14541

Levy, B. R., Slade, M. D., Chang, E.-S., Kannoth, S., & Wang, S.-Y. (2020). Ageism Amplifies Cost and Prevalence of Health Conditions. *The Gerontologist, 60*(1), 174–181. https://doi.org/-10.1093/geront/gny131

Liu, Y.-E., Norman, I. J., & While, A. E. (2015). Nurses` attitudes towards older people and working with older patients: an explanatory model. *Journal of Nursing Management, 23*(8), 965–973. https://doi.org/10.1111/jonm.12242

Meisner, B. A. (2012). A Meta-Analysis of Positive and Negative Age Stereotype Priming Effects on Behavior Among Older Adults. *The Journals of Gerontology, Series B: Psychological Sciences and Social Sciences, 67*(1), 13–17. https://doi.org/10.1093/gerontb/gbr062

Myers, D. G. & DeWall, C. N. (2023). *Psychologie* (4. Aufl.). Springer. https://doi.org/10.1007/978-3-662-66765-1

Naegele, G. (2009). Perspektiven einer fachlich angemessenen, bedarfs- und bedürfnisgerechten gesundheitlichen Versorgung für ältere Menschen. *Zeitschrift für Gerontologie und Geriatrie, 2009*(42), 432–440. https://doi.org/10.1007/s00391-009-0070-4

Neuberger, C. (2022). Journalismus und Plattformen als vermittelnde Dritte in der digitalen Öffentlichkeit. *Kölner Zeitschrift für Soziologie und Sozialpsychologie, 74*(1). 159–181. https://link.springer.com/article/10.1007/s11577-022-00832-9z

North, M. S. & Fiske, S. T. (2012). An inconvenienced youth? Ageism and its potential intergenerational roots. *Psychological Bulletin, 138*(5), 982–979. https://doi.org/10.1037/a0027843

Nosek, B., Banaji, M., & Greenwald, A. (2002). Math = Male, Me = Female, Therefore Math ≠ Me. *Journal of Personality and Social Psychology, 83*(1), 44–59. https://doi.org/10.1037/0022-3514.83.1.44

Palmore, E. B. (1999). *Ageism. Negative and Positive* (2. Aufl.). Springer

Palmore, E. B. (2003). Ageism comes of Age. *The Gerontologist, 43*(3), 418–420. https://doi.org/10.1093/geront/43.3.418

Rothermund, K. (2024). Wie Altersbilder das Leben im Alter prägen. *Psychotherapie im Alter, 21*(1), 51–69. https://doi.org/10.30320/1613-2637-2024-1-51

Rott, C. (1990). Intelligenzstruktur und Intelligenzverläufe im höheren Lebensalter. In R. Schmitz-Scherzer, A. Kruse & E. Olbrich (Hrsg.), *Altern – Ein lebenslanger Prozeß der sozialen Interaktion* (S. 67–80). Steinkopff. https://doi.org/10.1007/978-3-642-72448-0_6

Sahmel, K. (2018). Pflegenotstand – ist das Ende der Menschlichkeit erreicht? *Pflegezeitschrift, 71*(6), 18–20. https://link.springer.com/article/10.1007/s41906-018-0535-4

Saß, A.-C., Wurm, S. & Ziese, T. (2009). Alter = Krankheit? Gesundheit und Gesundheitsentwicklung. Somatische und psychische Gesundheit. In K. Böhm, C. Tesch-Römer & T. Ziese (Hrsg.), *Gesundheit und Krankheit im Alter* (S. 31–61). Robert-Koch-Institut. https://doi.org/10.25646/3145

Schmidt, K. (2022). Der Pflegenotstand als Indikator einer Krise der Sorgearbeit – Perspektivwechsel auf die Ressourcen der Arbeitsgesellschaft. *ARCHIV für Wissenschaft und Praxis der Sozialen Arbeit, 52*(2), 66–76.

Schroyen, S., Letenneur, L., Missotten, P., Jerusalem, G., & Adam, S. (2020). Impact of self-perception of aging on mortality of older patients in oncology. *Cancer Medicine, 9*(7), 2283–2289. https://doi.org/10.1002/cam4.2819

Schröter, M. (2015). Besondere Wörter III: Schlagwörter in der öffentlich-politischen Auseinandersetzung. In U. Haß & P. Storjohann (Hrsg.), *Handbuch Wort und Wortschatz*. De Gruyter.

Schulz-Nieswandt, F. (1990). *Stationäre Altenpflege und „Pflegenotstand" in der Bundesrepublik Deutschland*. Peter Lang.

Schwandt, S. (2021). Introduction. In S. Schwandt (Hrsg.), *Digital Methods in the Humanities Challenges, Ideas, Perspectives*. Transcript.

Shaw, C. & Gordon, J. (2021). Understanding Elderspeak. An Evolutionary Concept Analysis. *Innovation in Aging, 5*(3), 1–18. https://doi.org/10.1093/geroni/igab023

Shin, D. W., Park, K., Jeong, A., Yang, H. K., Kim, S. Y., Cho, M., & Park, J. H. (2019). Experience with age discrimination and attitudes toward ageism in older patients with cancer and their caregivers: A nationwide Korean survey. *Journal of Geriatric Oncology, 10*(3), 459–464. https://doi.org/10.1016/j.jgo.2018.09.006

Simon, M. (2022). Pflegenotstand auf Intensivstationen: Berechnungen zum Ausmaß der Unterbesetzung im Pflegedienst der Intensivstationen deutscher Krankenhäuser. Hans-Böckler-Stiftung. Study der Hans-Böckler-Stiftung, No. 474. Hans Böckler Stiftung. http://hdl.handle.net/10419/259805

Spuling, S. M., Wurm, S., Wolff, J. K. & Wünsche, J. (2017). Heißt krank zu sein sich auch krank zu fühlen? Subjektive Gesundheit und ihr Zusammenhang mit anderen Gesundheitsdimensionen. In K. Mahne, J. K. Wolff, J. Simonson & C. Tesch-Römer (Hrsg.), *Altern im Wandel. Zwei Jahrzehnte Deutscher Alterssurvey (DEAS)*(S. 157–170). Springer. https://doi.org/10-1007/978-3-658-12502-8

Statistisches Bundesamt (2023). *Pflegevorausberechnung: 1,8 Millionen mehr Pflegebedürftige bis zum Jahr 2055 zu erwarten*. www.destatis.de, https://www.destatis.de/DE/Presse/Pressemitteilungen/2023/03/PD23_124_12.htmlhttps://www.destatis.de/DE/Presse/

Stroebe, W., Hewstone, M. & Jonas, K. (2014). Einführung in die Sozialpsychologie. In K. Jonas, W. Stroebe & M. Hewstone (Hrsg.), *Sozialpsychologie* (6. Aufl., S. 1–28). Springer. https://doi.org/10.1007/978-3-642-41091-8

Stulpe, A. & Lemke, M. (2016). Blended Reading. Theoretische und praktische Dimensionen der Analyse von Text und sozialer Wirklichkeit im Zeitalter der Digitalisierung. In M. Lemke & G. Wiedemann (Hrsg.), *Text Mining in den Sozialwissenschaften: Grundlagen und Anwendungen zwischen qualitativer und quantitativer Diskursanalyse* (S. 17–62). Springer.

Voss, P. & Rothermund, K. (2019). Altersdiskriminierung in institutionellen Kontexten. In B. Kracke & P. Noack (Hrsg.), *Handbuch Entwicklungs- und Erziehungspsychologie* (S. 509–538). Springer. https://doi.org/10.1007/978-3-642-53968-8

Wangler, J. & Jansky, M. (2023). Die paradoxe Wirkung von Altersbildern auf das Alters- und Gesundheitserleben älterer Menschen – Befunde einer quantitativen und qualitativen Studienreihe. *Prävention und Gesundheitsförderung.* https://doi.org/10.1007/s11553-023-01054-3

Watzlawick, P., Beavin, J. H. & Jackson, D. D. (2017). *Menschliche Kommunikation. Formen, Störungen, Paradoxien* (13. Aufl.). Hogrefe. https://doi.org/10.1024/85745-000

Wiedemann, G. & Lemke, M. (2016). Text.Mining für für die Analyse qualitativer Daten. Auf dem Weg zu einer BestPractice? In M. Lemke & G. Wiedemann (Hrsg.), *Text Mining in den Sozialwissenschaften: Grundlagen und Anwendungen zwischen qualitativer und quantitativer Diskursanalyse* (S. 397–419). Springer.

World Health Organization. (2021). *Global report on ageism.* https://www.who.int/news/item/18-03-2021-ageism-is-a-global-challenge-un

Wurm, S. (2020). Altersbilder und Gesundheit. Grundlagen – Implikationen – Wechselbeziehungen. In A. Frewer, S. Klotz, C. Herrler & H. Bielefeldt (Hrsg.), Gute Behandlung im Alter? Menschenrechte und Ethik zwischen Ideal und Realität (S. 25–42). Transkript. https://doi.org/10.14361/9783839451236

Wyman, M. F., Shiovitz-Ezra, S., & Bengel, J. (2018). Ageism in the Health Care System: Providers, Patients, and Systems. In L. Ayalon & C. Tesch-Römer (Hrsg.), Contemporary Perspectives on Ageism (S. 193–212). Springer Open. https://doi.org/10.1007/978-3-319-73820-8